李嘉诚基金会资助

残疾预防与康复

让孩子远离听力障碍
——儿童听力障碍早期发现及干预

汪贺媛　曹丽敏　李健鹰　主编

中国康复研究中心
中国残联社会服务指导中心　组织编写

华夏出版社

残疾预防与康复编委会

主　审：尤　红
主　编：李建军
编　委：时海峰　曹丽敏　陈夏尧　许家成
　　　　吴卫红

本书编写委员会

主　编：汪贺媛（石家庄市第一医院耳鼻喉科主任医师）
　　　　曹丽敏（中国残联社会服务指导中心常务副主任）
　　　　李健鹰（石家庄市第一医院耳鼻喉科副主任医师）
副主编：薛　静　陈月华　刘　辉　崔　一
　　　　李　强　张汝攒
编　委（按姓氏笔画排序）：
　　　　毛昳楠　王雁萍　任　婕　孙艳林
　　　　孙晓明　汪　伟　李广盛　胡敏霞
　　　　陶　哲　黄　建　魏晰铭　阚　桐
插　图：李　林

序　言

随着社会的进步和残疾人事业的发展，残疾预防与康复得到社会的广泛关注。

根据2006年至2007年我国第二次全国残疾人抽样调查数据推算，近20年来，我国至少有1500多万人免于残疾，与1978年相比，重度残疾的比例明显下降，充分反映了我国残疾预防与康复工作取得的成效。但是，抽样调查结果的另一个数字是，我国现有8296万残疾人。这个庞大的数字，说明形势依然严峻。而且，由于人口增加、老龄化社会的到来和社会经济发展等因素的影响，我国残疾人口有逐年增长趋势，预测每年将新增残疾人160万左右。因此，进一步加强残疾预防与康复工作，减少残疾的发生，减轻残疾的程度，积极帮助广大残疾人进行康复治疗与训练，提高他们的生活质量和参与社会生活的能力，依然是紧迫而艰巨的战略性任务。

广泛宣传普及残疾预防与康复知识，提高社会公众的残疾预防意识，帮助广大残疾人及其亲友、广大残疾人康复工作者掌握康复训练的基本知识和方法，是一项

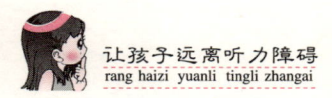

长期的重要任务。作为中国康复研究中心与中国残联社会服务指导中心,"残疾预防与康复"既是份内工作,也是社会责任。一方面我们要通过各种渠道、各种方式,使残疾预防的知识与理念深入人心;另一方面要用科学的方法和措施,把残疾人康复的工作落到实处——深入社区与千家万户,因为前者是社会的基层组织,后者是社会的细胞。为此,我们将陆续编写出版有关"残疾预防与康复"的系列丛书。本套丛书以最简明的语言文字、最直观的插图画面,将残疾预防与康复的知识送到所有社区,交给千家万户。

衷心希望本套丛书能够在普及、推广残疾预防与康复的工作中发挥积极作用。

李建军

(中国康复研究中心主任、中国康复医学会副会长、中国医师协会康复分会副会长、中国残疾人康复协会副理事长)

2008年11月

前 言

天下所有父母都相信，每个孩子都是落入凡间的小天使，他们善良、美丽、纯真，也应当耳聪目明；可是，其中有这么一些听力障碍的孩子，就如同天使折翼，让人由衷地怜惜，也成为父母心中永远的痛。

一位听障孩子的父亲写给女儿的一句话让我们铭刻在心："孩子，有你之前，我是朽木；有你之后，我是钢铁。"话语背后隐藏着的心痛与不挠不屈的执著、乐观、坚强，代表了大多数听障孩子家长的心。

据调查，目前我国有听力言语残疾人口约2057万，15岁以下儿童为170万，其中7岁以下儿童约80万。我国每年将增加听力障碍新生儿2万至4万名。上海地区新生儿听力筛查数据显示，自2002年至2004年的3年间，共筛查225793例新生儿，其中有329例为先天性听力障碍。大多数聋儿都有残余听力，只要尽早配戴助听器或植入人工耳蜗，通过听觉语言训练就能学会听和说，进而实现平等参与社会、展示个人才华的美好愿望。

孩子被确诊为耳聋，对父母来说无疑是一个巨大的打击，心理和行为都会受到重大的影响。家长的心理反应和行为表现是积极的还是消极的，是理智的还是非理智的，对聋儿的发展和前途至关重要。越来越多的聋儿已经康复，这一事实说明，只要家长坚持不懈，在医务人员、教师以及社会的配合与支持下，绝大多数聋儿将聋而不哑，能够融入主流社会，成长为自

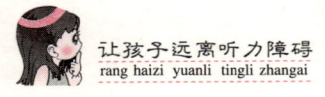

食其力、对家庭和社会有用的人。

　　接受孩子听力损失的现实，随后就要为孩子的成长做出妥善的安排，及早努力，帮助孩子打下通向成功的基础。人们接受到的讯息（受到限制的或失真的）会对学习产生巨大的影响，幸运的是，孩子们生活在科技先进和帮助多元化的时代，能够帮助孩子发挥最大潜能。为确保孩子获得成功，需要构建恰当的学习环境并运用有效的沟通技巧，以促进其全面发展。如果家长能抱积极乐观的态度，并付诸实际行动，那么孩子将受益多多，家长也会收获到成功的喜悦。

　　本书介绍了听力学和耳聋的基础知识，儿童耳聋常见的原因和表现，儿童耳聋的预防及治疗，助听器的装配、人工耳蜗的植入等知识，还介绍了聋儿听力语言康复训练的一些基本方法及注意事项。此项训练是漫长而艰苦的过程，希望家长们有意识地将体、智、德、美四方面贯穿到整个康复训练过程中，随时发现孩子的点滴进步及训练当中的不足之处，逐步地改进训练方法，掌握训练技巧，使孩子早日能听、会说。

　　希望这本小书有助于家长和孩子勇敢地面对并且克服听力损失带来的困难，让折翼的小天使们张开美丽的翅膀，进入有声世界！

　　本书得到了河北省残联聋儿康复中心仇蔚丽等专家的指导，得到了石家庄市聋哑学校和石家庄市聋儿康复中心的关心和支持，还得到了石家庄市卫生局闫纯锴副局长的大力帮助，在此一并致谢。

编　者
2009 年 8 月

目 录

第一章 儿童听力障碍概说

第一节 听觉的奥秘——人是怎样听到声音的? ……… 5
第二节 解开疑惑——小儿听力的发展历程 ………… 9
第三节 人体的高精度雷达——耳 ……………………… 13
第四节 促进小儿听力发育的方法 ……………………… 23

第二章 先天性耳聋

第一节 请您了解先天性耳聋 ………………………… 29
第二节 是什么导致了先天性耳聋? ………………… 30
第三节 先进的耳聋基因检测 ………………………… 37
第四节 如何治疗先天性耳聋? ……………………… 38
第五节 如何预防先天性耳聋? ……………………… 39

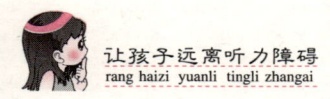

第三章　后天性耳聋

第一节　后天性耳聋是怎么回事？……………… 47
第二节　常见于儿童的后天性耳聋……………… 48
第三节　如何预防及治疗儿童后天性耳聋？…… 56

第四章　早期发现孩子耳聋

第一节　0~3岁小儿听力减弱的早期表现……… 68
第二节　3岁以上儿童听力减弱的早期表现…… 68
第三节　请粗测一下年龄稍大孩子的听力……… 70
第四节　发现孩子听力障碍应该怎么办？……… 71

第五章　听力测试

第一节　化难为易——常用听力学术语解析…… 77
第二节　轻重有度——耳聋程度的分级及与疾病的关系… 81
第三节　条分缕析——常用听力测验法………… 84
第四节　因人而异——婴幼儿听力检查法……… 103

第六章　保护儿童的听力

第一节　预防孩子听障——从孕前开始 …………… 115
第二节　关注重点群体——听力损伤高危儿 ………… 118
第三节　怎样在噪音环境中保护孩子的听力？……… 123

第七章　助听器

第一节　助听器常识 …………………………………… 127
第二节　如何选配合适的助听器？…………………… 131
第三节　助听器的检查与保养 ………………………… 142
第四节　助听器与聋孩子的未来 ……………………… 144

第八章　人工耳蜗

第一节　人工耳蜗常识 ………………………………… 149
第二节　人工耳蜗植入知识点滴 ……………………… 153
第三节　人工耳蜗术后康复与装置保养 ……………… 161

第九章　耳聋治疗新进展

第一节　向您介绍听觉脑干植入 ……………………… 173

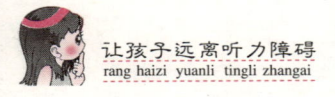

第二节　聋儿康复新希望——内耳毛细胞再生研究 … 176

第十章　聋儿康复

第一节　聋儿康复的基本概念 …………………… 181
第二节　聋儿语言康复训练的基本方法 ………… 185
第三节　教您进行聋儿家庭训练 ………………… 197

第十一章　致聋儿家长三十六计

第一节　家长应如何面对聋儿？ ………………… 209
第二节　为聋儿创造良好的听环境 ……………… 212
第三节　从点滴做起帮助孩子学习 ……………… 221
第四节　让孩子全面发展 ………………………… 227
第五节　聋儿戴助听器后家长还应注意什么？ … 235

第十二章　祖国医学防治聋

第一节　利用饮食改善孩子的听力 ……………… 241
第二节　教您耳聋按摩手法 ……………………… 246
第三节　中医药治疗耳聋耳鸣 …………………… 250

主要参考书目 ……………………………………… 267

第一章
儿童听力障碍概说

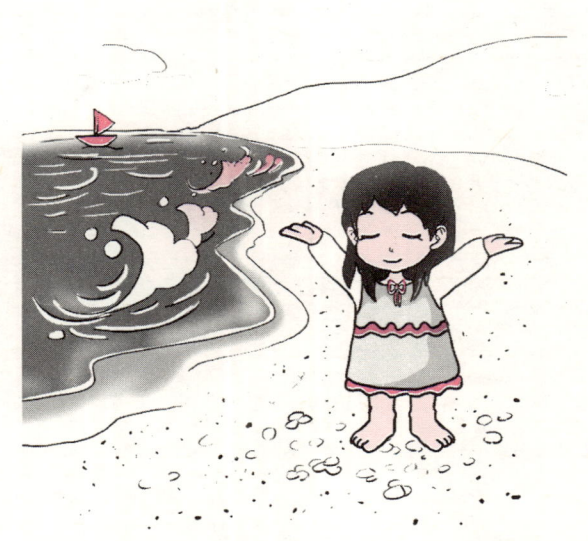

第一章 儿童听力障碍概说

孩子听觉系统的任何一个部位发生病变，都会引起听觉障碍，即听力损失或耳聋。

听觉器官和其他器官一样，时常会遇到各种疾病或意外的对听觉系统的损伤。这种有害因子不外乎两个方面：一是外来因素，像细菌、病毒的感染，耳部遭受暴力打击，气压损伤或过强的噪声振动，药物或其他化学药品引起的中毒等；另一种是内在因素，像某些先天遗传性疾病、妊娠感染、发育畸形等。由于致病、致伤的原因不同，影响听觉器官的部位和程度也不同，其后果也不尽相同。

就发生的时期不同，耳聋又可以分为先天性和后天性两种。先天性耳聋是在出生前由于生理或病理原因，使得听觉器官发育不健全或遭到破坏所致；而后天性耳聋多半是由于病理的原因，如药物中毒、中耳炎等所引起的。

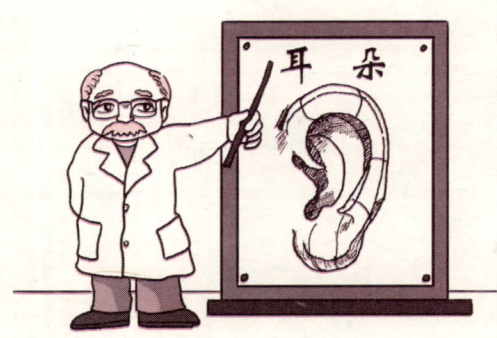

就部位而言，不论何种原由，损害了耳的传声装置，必然会发生传导性听觉障碍；损害了耳的感音装置，必然会发生感音性听觉障碍（感音神经性聋）。如果受到两方面损害，就会发生混合性耳聋。

就程度而言，耳聋大致有轻度、中度、重度之分。根据纯音听力计所测语言频率的听力损失，与日常实用听力相对照，大致如表1-1所列。

表 1-1　各级听力损失与日常实用情况

听力级别	听阈	可听声音	存在的问题
正常听力	小于 25dB	时钟嘀嗒声	不存在问题
轻度听力损失	26~40dB	小声说话/耳语，弹手指声	可能在听小的声音时有困难。将受益于助听器。许多人在学校里需要额外的帮助（如调频系统）
中度听力损失	41~55dB	小声说话/正常声音会话	应能听懂来自前方并靠近的正常说话的声音。需使用助听器。许多人在学校里需要额外的帮助（如调频系统）
中重度听力损失	56~70dB	正常/大声说话，门铃声	交谈时必须大声。戴助听器应能听到正常会话声。在学校里需要额外的帮助（如调频系统）/需有利的座位安排
重度听力损失	71~90dB	电话铃声，雷声，婴儿哭叫声	靠近时可能听到大声的说话。常常需要使用助听器、人工耳蜗植入。在学校里需要额外的帮助（如调频系统）/需有利的座位安排
极重度听力损失	91dB 或更大	货车声，电锯声	需要适当的助听器放大技术（如助听器、人工耳蜗植入），受益于额外的帮助（如调频系统）

如果把人体的结构比喻为一台高科技的作战机器,那么人耳就是这台作战机器竖起的接收外界信息的精密雷达。如果把人体的功能比喻为一个协同作战、阵容庞大的精锐部队,那么听觉就是这个部队赖以获取外界情报的侦查尖兵。

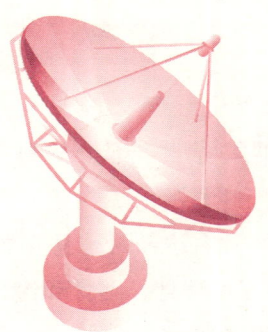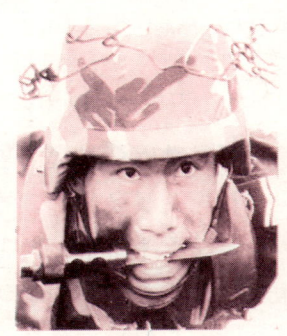

听觉的奥秘——人是怎样听到声音的?

我们生活的环境充满了各种复杂的声音,大到山呼海啸、机器轰鸣,小到流水潺潺、燕语莺声,正是由于这些声音的存在,向人们传递着各种信息,人们才能更好地了解自然,改造社会,传播知识,交流思想。

那么,人类是如何感受和理解声音的呢?

物体振动引起周围介质(包括气体、液体、固体等)的波动,这种波动只有作用于听觉器官才能产生听觉。人的听觉器官就是我们常说的耳。按结构和功能,它分为外耳、中耳和内耳三部分。

(一) 外耳

外耳由位于头颅两侧呈贝壳状的耳郭和向内呈"S"状弯曲的外耳道组成。它的主要作用是收集声音、辨别声源,并对某些频率的声音有扩大作用。

(二) 中耳

中耳是鼓室、鼓窦、乳突和咽鼓管四个部分的总称,其中与声音传导关系最为密切的是鼓室和咽鼓管。

鼓室又称中耳腔,外起自鼓膜,内达鼓岬。整个鼓室的容积很小,在成人仅为2ml,但其中有由锤骨、砧骨和镫骨组成的听骨链,有起保护内耳作用的鼓膜张肌和镫骨肌,有悬挂和固定听骨的数条韧带等结构。声波首先引起鼓膜的振动,带动听骨链的运动,再传到内耳外壁上的前庭窗。

由于鼓膜的面积比前庭窗大出许多倍(约55:3.2),听骨链又有类似于杠杆的作用,所以声音从鼓膜到达内耳时,能量扩大了20多倍,从而补充了声音传播过程中的能量消耗。

咽鼓管是沟通中耳和鼻咽部的管道,它的规律性开启,调节着中耳腔和外界大气之间的压力平衡,从而保证中耳功能的正常发挥;如果由于某种原因,例如上呼吸道感染,急、慢性鼻炎或鼻窦炎等,使这条通道阻塞或变得狭窄,听力就会受到影响。

从上述内容可以看出,中耳的主要功能是变压增益,加大声音传导过程中的能量。如果仅仅是外耳或中耳有了病变,例如外耳道阻塞、鼓膜穿孔、中耳发炎、听骨链中断等所引起的听力下降,一般不会太重,可为中度听力损失,对于较大的语言声音仍能够感受得到。

（三）内耳

内耳位于中耳的内侧，由耳蜗、前庭和半规管组成。在耳蜗内大约有 15000 个排列规则的毛细胞，它们能把来自于中耳的声音转变为生物电，再传向大脑的听觉中枢，所以内耳的主要功能是感受声音。毛细胞属于神经细胞，极易受到缺血、缺氧、某些药物、毒物、细菌、病毒、噪音等有害因素的伤害，而且一旦损伤就难以恢复。由于毛细胞所处的位置不同，对不同音调（频率）的声音敏感性不同：有的对低音调的声音敏感；有的对高音调的声音敏感。药物中毒、传染病、噪声性损伤、缺血、乏氧等造成的听力下降，主要是高频听力下降，而对低频声音大多有残余听力。内耳的前庭和半规管主要负责人体的位置感觉和定向感觉，与机体的平衡有密切关系，有些耳聋病人在发病初期往往会出现眩晕、恶心、呕吐、步态不稳，就是因为前庭功能受到影响造成的。

（四）听神经

来自外界的声波经毛细胞转变为生物电后就沿着听神经，经过脑干向听觉中枢传导，为了保证传导的速度和准确性，沿途还设有许多"加油站"（神经核团），主要有耳蜗核、橄榄核、外侧丘系核与下丘、内侧膝状体核等。常用的听觉脑干诱发电位（ABR）测听法，主要就是检查听神经和这些核团功能的一种测听方法。

大脑听觉中枢的功能是分析、理解声音，并把这些声音的含义和指令传达给其他有关的中枢，例如运动中枢、记忆中枢、视觉中枢等，特别是与语言中枢关系极为密切，只有两者协同作用，才能共同完成听、说功能。当孩子的听力有了障碍时，语言的发育也会受到影响。当严重的听力障碍导致听觉中枢不感受声音时，学习语言就无从谈起。人们常说的"十聋九哑"就是这个道理。（图1-1-1）

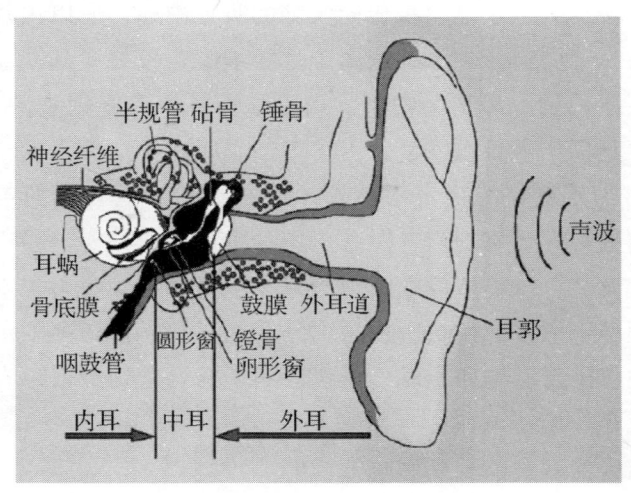

图1-1-1 声音的传导途径

因此，我们可以将人类感受声音、分析声音、理解声音的途径分为两条。

其一是气传导：为主要途径。

声波→耳郭→外耳道→鼓膜→听骨链→前庭窗→毛细胞
　　　　空气震动　　　　传声变压　　　　感音
　　　　（外耳）　　　　（中耳）　　　　（内耳）

→听神经→脑干→听觉中枢
　神经冲动　　　综合分析
　（传导通路）　（大脑皮质）

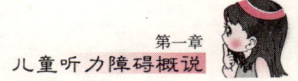

其二是骨传导：声波不经过外耳和中耳，而是经过颅骨直接刺激内耳，从而引起听觉。

声波──→颅骨──→毛细胞──→听神经──→脑干听觉中枢
反复振动　　感音　　神经冲动　　综合分析
（有效刺激）（内耳）（传导通路）（大脑皮质）

解开疑惑——小儿听力的发展历程

花开鸟鸣，欢歌笑语……这世界听起来是多么美妙！然而，却有一部分孩子因为各方面的原因听不到这个世界的声音。许多父母都心存疑惑：现在我的宝宝能听到什么样的声音才算听力正常呢？因此，让我们先一起来认识小儿的听路历程吧，这样，就能更好地呵护孩子们的听力。

一、听力发展历程

（一）在子宫中

胚胎学研究表明，胚胎从第 4 周开始神经系统初步形成，听神经开始发育。胎儿发育进入 20～28 周即 5～7 个月时听力完全形成，能分辨出各种声音，并在母体内作出相应的反应。（图 1-2-1）

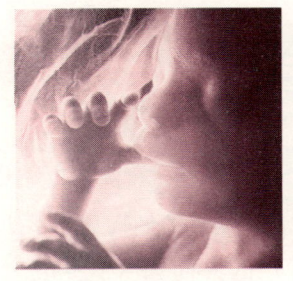

图 1-2-1　28 周的胎儿

（二）出生0~30天

此阶段的新生儿在觉醒状态下听到声音后，转动眼球和头寻找声源。

听到突然的响声后，两臂屈曲抱在胸前，四肢抖动并眨眼。

听到友善或熟悉的声音会停止哭泣，喜欢听高音调和母亲的声音。（图1-2-2）

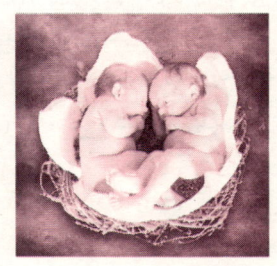

图1-2-2 新生儿

（三）2~3个月

大人用语言引逗时，2~3个月的婴儿能够听到，并能够作应答式的回答，如"哦"、"啊"、"唉"等。

听到柔和、悦耳的音乐时面露笑容，并很安静地听。听到刺耳的声音时全身乱动，烦躁不安。

能够倾听周围的声音，如说话声、乐器声，并在听到后将头转向声音一侧。（图1-2-3）

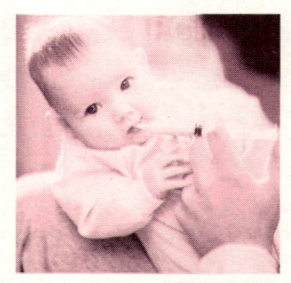

图1-2-3 2~3个月儿

（四）4~5个月

在4~5个月的婴儿的一侧耳后大约15厘米处摇铃，婴儿能转过头向发声的方向去寻找声源。这是测试听力非常重要的表现，可以早期判断婴儿

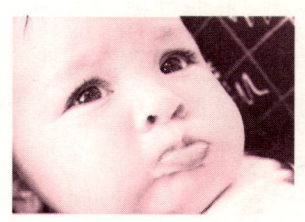

图1-2-4 4~5个月儿

的听力是否正常。

能够分辨熟悉和不熟悉的声音,听到母亲的声音特别高兴,眼睛会朝着发出声音的方向看。

对愤怒的声音感到害怕,对发声的玩具很有兴趣。(图1-2-4)

(五) 6~7个月

6~7个月的婴儿能够感知熟悉的语声,如知道自己的名字,并且已经能够模仿声音。

当大人叫婴儿名字时,婴儿听见后会将头转向呼叫人并友好地微笑,表示应答。(图1-2-5)

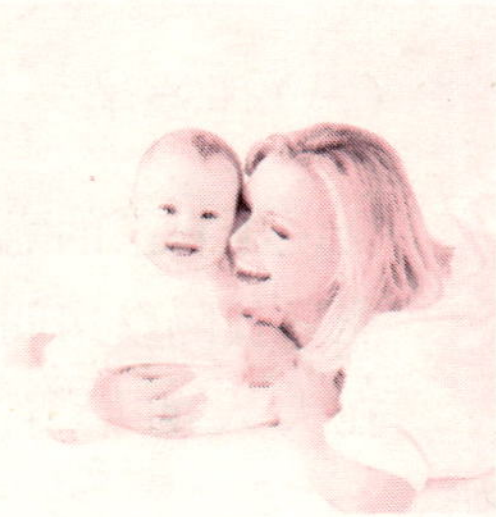

图1-2-5 6~7个月儿

(六) 8~9个月

此阶段能够理解简单的语言。

可逐渐据声音来调节、控制行动,逐步学会倾听声音,而不是立即寻找声音的来源。

逐渐能够听懂几个字,包括家里成员的称呼。(图1-2-6)

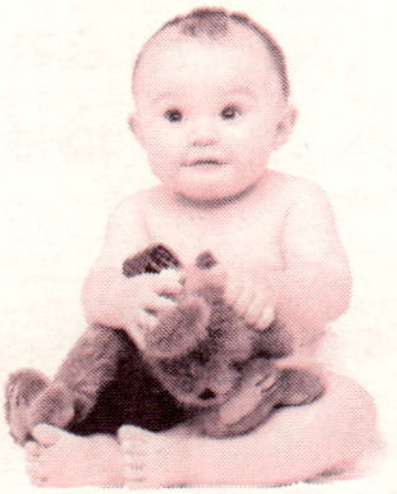

图1-2-6 8~9个月儿

(七) 10~12个月

此阶段能够随着音乐摆手,并能寻找视野以外的声音。

能对简单的语言作出反应,如爸

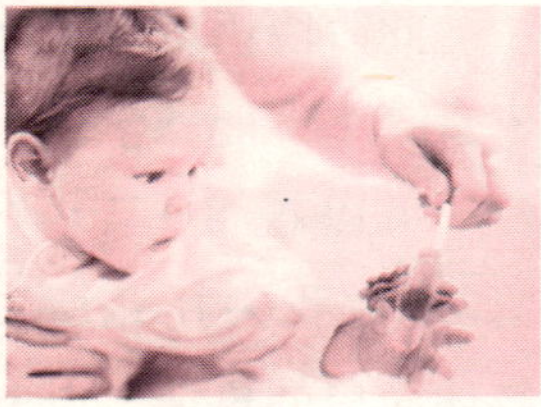

图1-2-7 10~12个月儿

爸、妈妈、自己的乳名等。

听到大人的指令后能够指出自己的五官,如眼睛、耳朵、嘴等。

能够和大人一样去判断声音的来源,并开始增强对词语的感觉能力。(图1-2-7)

(八) 1岁半

会说出自己的需要,如拿、走、外、吃、尿、猫、狗等。

能寻找隔壁房间的声音。

在大人的指导下,已经学会叫爸爸、妈妈、爷爷、奶奶等。

(九) 2岁

大人让做什么,2岁的孩子已能够照办,能重复说过的字眼,还能说短句。已经学会一些简单句子,如会说3~5个字的短句,如"妈妈抱抱"、"我喝水"、"上街看车"等。(图1-2-8)

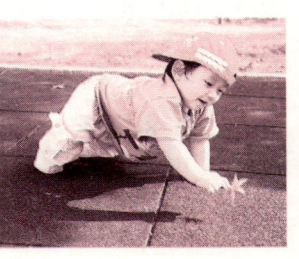

图1-2-8 两岁儿

(十) 3岁

此阶段语言能力飞速发展,词汇丰富起来,能够学会一些复合句。

可以说8~10个字的句子,如"妈妈带我去托儿所"。能够唱儿歌,叙述简单的事情。(图1-2-9)

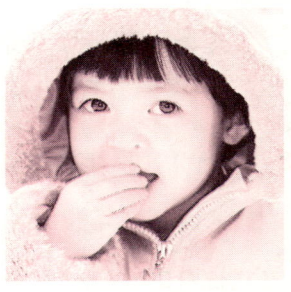

图1-2-9 3岁儿

二、语言发育与听力的关系

小儿的语言发育与听力发育密不可分,听力是否正常,语言发育测试就是一块"晴雨表"。一个人必须先有了听力,再经过语言学习才会说话。一个正常的小儿(发音正常,绝不是聋哑),如果出生后被放在一个不与任何人接触的环境里,没人教说话,就永远也不会说话。一个听力有障碍的小儿,即使生活在有人和他说话的环境里,但因听不见别人说话,所以也学不会说话,这就是"十聋九哑"的道理。

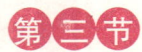

人体的高精度雷达——耳

声音对于人类来说,是十分重要的。无论在日常生活还是在工作中,自然界各种不同的声音总是形影不离地伴随着我们。人耳经历过一个漫长的进化过程,具备了极其复杂、细致而特化的听觉系统,就像一部高科技含量、高精度的雷达,兢兢业业、日夜不停地为我们捕捉外界的声音信息,帮助我们更好地适应外部世界。

人耳从外往里可分为外耳、中耳和内耳三部分。外耳、中耳是接受和传导声音的装置,内耳则是感觉和初步分析声音的场所。所以,外耳、中耳合称为传声系统,此系统因疾病、损伤造成的耳聋,绝大多数为传导性耳聋;内耳及其神经传导径路则称为感音系统,该系统因疾病、损伤造成的耳聋,即称为感音神经性耳聋。从外耳到内耳,结构越来越精细,功能也越来越复杂。

一、了解耳的基本结构

耳朵的生理构造,主要可分为外耳、中耳、内耳三个部分,连接听神经至大脑,构成了人类的听觉系统。(图1-3-1)

由外耳耳郭进入外耳道后,接着是中耳耳膜(鼓膜);中耳腔内有三块听小骨,分别是锤骨、砧骨及镫骨,镫骨接触到内耳之卵圆窗,声音由此传入内耳。

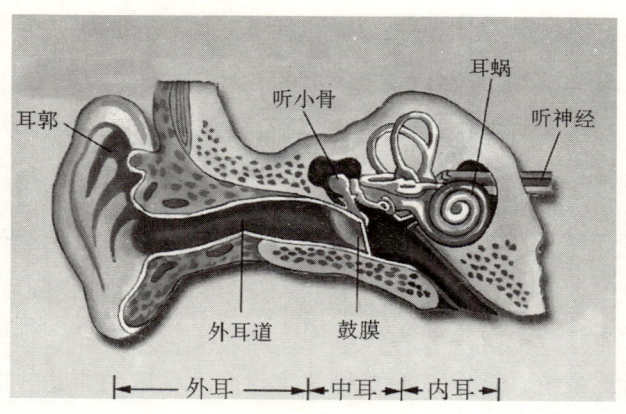

图1-3-1 耳的三部分

内耳的构造可分为两大部分。耳蜗部分是听觉的感音器官,前庭半规管部分控制着平衡,耳蜗部分集合成耳蜗神经,半规管部分集合成前庭神经,此二神经再合在一起形成耳蜗前庭神经,就是第八对脑神经,由此再走入脑干的听觉神经核,接着上达大脑的听觉中枢。听觉中枢的主要区域在大脑的颞叶。每部分的听

觉器官都各自具备独特的功能。(表1-2、图1-3-2)

表1-2　听觉器官的生理功能

生理构造	包含器官	各器官之基本功能
外耳（声能）	耳郭	收集声波，产生主体效果
	外耳道	把声波传到鼓膜，有扩大效果
	鼓膜	外耳、中耳之分界线，声波撞击鼓膜时，引起鼓膜振动，传入三块听小骨
中耳（机械能）	锤骨、砧骨、镫骨	"三听小骨"以杠杆原理把声波的能量转成机械能，从外耳经中耳送到内耳，有扩大效果
	卵圆窗	镫骨振动引起内耳淋巴液波动，最后经由卵圆窗得到释放
	咽鼓管	连接中耳腔与咽喉部，排除积聚在中耳的液体，维持鼓膜两边的气压平衡
内耳（液态能）	前庭	维持身体平衡
	半规管	
	耳蜗	有数以千计的毛细胞，将"液态能"转换成"电能"，连接听神经传至大脑
听神经（电能）		将电能传送至大脑，产生听觉

声波原是以无形的能量存在于空气中的，经耳郭收集后，传递至外耳、中耳、内耳，其间能量的形式不断转换，以顺应各部分听觉器官之接收，最后传至大脑，而成为可被理解的有用信息（经大脑的听觉中枢分析后方可分辨出声音的响度、音调和音质）。

所以，当外耳、中耳、内耳听神经及大脑听觉中枢的任何部位有病变、损伤时，均会造成听力障碍。

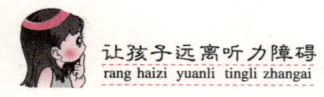

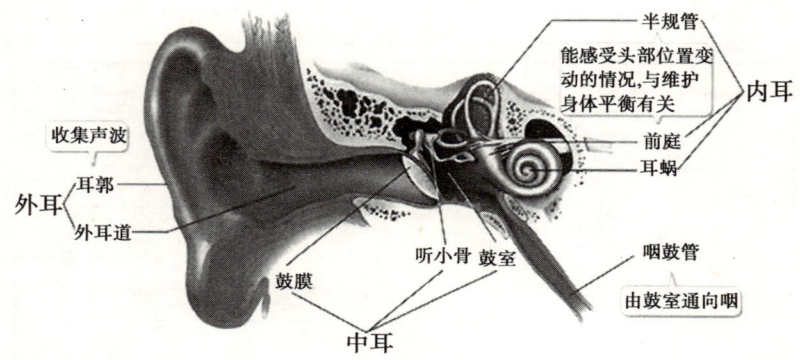

图1-3-2 耳的基本功能

二、探讨耳的精细结构

（一）收集声波的室外天线——外耳

外耳包括耳郭（俗称耳朵）和外耳道，其作用是收集声音和辨别声音的方向。从耳郭往里就是外耳道。外耳道是一条稍稍弯曲、呈S形的管道，它外接耳郭，内接鼓膜，直径约为8mm，平均长度约2.5~3.5cm。分软骨部和骨部，软骨部居于外，占全长的1/3。（图1-3-3）

软骨部的前下壁有裂隙，是外耳道和腮腺之间互相感染的途径。

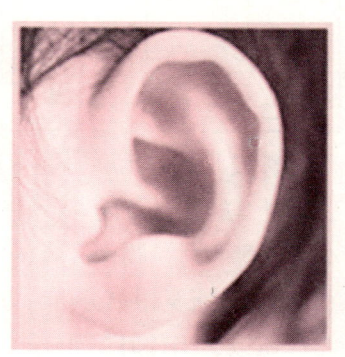

图1-3-3 耳郭

下颌关节位于外耳道的前方，关节运动时可使外耳道软骨部变形。骨部居于外耳道内侧 2/3。骨部的前壁、下壁和后壁的大部分由颞骨的鼓部组成。鼓部在外耳道的内侧端形成鼓沟，鼓膜的紧张部附着于此。鼓沟上部的缺口名鼓切迹，鼓膜的松弛部附着于此。外耳道的软骨部向内向后上方，至骨部则转向前下方，故检查时应将耳郭向后上方牵拉使外耳道呈直线，才易看清鼓膜；但在小儿仅有弧形弯曲，检查时需将耳郭向后下牵拉。因鼓膜位置倾斜，所以外耳道的前壁和下壁较长。外耳道的软骨部和骨部交界处较窄称外耳道峡部，外耳道异物多停留于此。

婴儿的外耳道因骨部和软骨部尚未发育完全，故较狭窄。整个外耳道覆盖皮肤，仅软骨部的皮下组织有毛囊、皮脂腺及耵聍腺，故易感染而患耳疖。因皮肤和软骨附着较紧，故疖肿疼痛剧烈。

皮脂腺能分泌油性物质，用以润泽外耳道，预防鼓膜干燥，使温度、湿度的改变不影响鼓膜的弹性。耵聍腺分泌黏性的黄色物质，可以粘住灰尘，而且具有杀菌和抑制真菌生长的作用。这种黄色物质，经过风干后，再混杂上耳道上皮的脱屑和灰尘，成为黄色片状物，这在医学上叫做耵聍，俗称耳屎。有些人耳道耵聍分泌过分旺盛，来不及风干，常呈稀薄油腻状，一般人将这叫做"油耳"，这样的人常常同时伴有腋臭。无论是黄色片状耵聍，或是油耳，还是硬块状的耳屎，都不能随便掏或挖，以免损伤耳道皮肤及鼓膜。孩子耳部有不舒适的感觉，就会经常用手抓耳，此时请找耳科医生处理。

(二) 传导声波的通路——中耳

中耳位于外耳与内耳之间，包括鼓室、咽鼓管、鼓窦和乳

突四部分。是人体的含气腔之一,容积约为 2ml。(图 1 - 3 - 4)

鼓室为鼓膜和内耳外侧壁之间的空腔。向前借咽鼓管鼓口与鼻咽部相通,向后借鼓窦入口与鼓窦相通,内有听骨、肌肉、韧带和神经。鼓室黏膜和咽鼓管、鼓窦黏膜相连续。

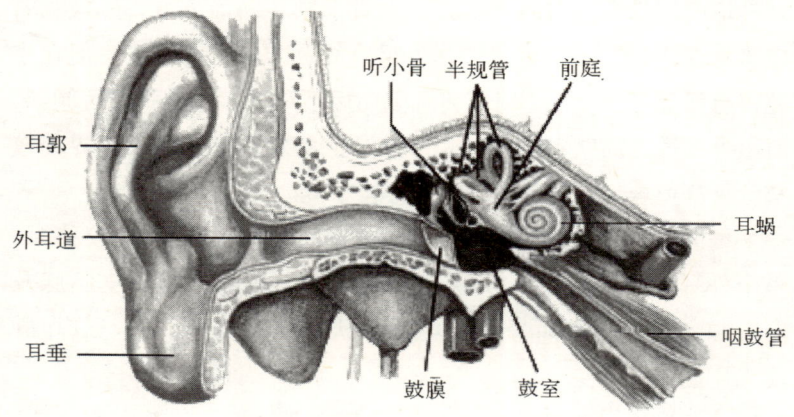

图 1 - 3 - 4 中耳

鼓室分三部:上鼓室位于鼓膜紧张部平面以上;下鼓室位于鼓膜下缘以下;中鼓室位于上下鼓室之间。

鼓室有六个壁。

(1) 前壁:鼓膜的内侧壁。

(2) 后壁:内耳的外侧壁。

(3) 上壁:亦称鼓室盖,属颞骨岩部的一部分,是一层薄骨板,将鼓室与颅中窝分隔,向后和鼓窦盖相连。鼓室盖有岩鳞缝,幼儿期此骨缝骨化不全,硬脑膜的细小血管经此与鼓室相通,鼓室病变可经此引起颅内感染。

(4) 下壁:为一层薄骨,将鼓室和颈静脉球分隔,向前和颈内动脉血管的后壁相连。

(5) 内壁：即内耳的外壁，在中部有一隆起名为鼓岬，为耳蜗的基底转所在处。鼓岬骨面浅沟内有鼓室丛神经。鼓岬的后上方有前庭窗，又称卵圆窗，由镫骨底板借环状韧带将其封闭。鼓岬的后下方有蜗窗，亦称圆窗，通入耳蜗鼓阶，圆窗被一膜所封闭，又称第二鼓膜，或圆窗膜。前庭窗上方有面神经水平段，面神经由此通过。该段的面神经骨管如有残缺，面神经直接暴露于鼓室黏膜下，是急性中耳炎早期出现面神经瘫痪（面瘫）的原因之一。面瘫表现为：患者不能皱眉，额部皱纹消失，眼睑不能闭合，鼻唇沟变浅或消失，口角下垂；小儿易流口水，甚至吸奶无力，进食困难。

(6) 外壁：大部为鼓膜，小部由鼓膜连接的颞鳞部及鼓部组成，即上、下鼓室的外侧壁。

鼓膜为 $8 \times 9mm^2$ 的椭圆形、灰白色的半透明薄膜，厚0.1mm，呈浅漏斗状，凹面向外，鼓膜自外上斜向内下，与外耳道底约呈45°角。婴儿鼓膜的倾斜度更为明显，几乎呈水平位，所以擦拭婴儿外耳道时，应避免向上损伤鼓膜。鼓膜分两部分：上方小部分称松弛部，薄而松弛；其余大部分鼓膜称紧张部。该部的鼓膜分为三层：外层是复层鳞状上皮与外耳道皮肤相连；中层由浅层的放射状和深层的环形纤维组织构成；内层为黏膜层，由扁平上皮组成，与鼓室黏膜相连。

（三）复杂精密的仪器——内耳

内耳由一些埋藏在坚硬骨头里面的弯曲管道和囊所构成，因为它结构复杂，管道盘旋，形同迷宫，因此也叫做内耳迷路。内耳迷路位于颞骨岩部内，外有骨壳叫做骨迷路，内有膜迷路，膜迷路内含内淋巴液。膜迷路与骨迷路间含外淋巴液。外淋巴

液经耳蜗导水管与脑脊液相通，内淋巴液由耳蜗螺旋韧带的血管纹分泌产生。（图1-3-5）

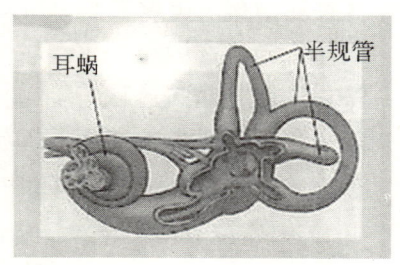

图1-3-5 内耳

1. 怪异的骨迷路

骨迷路由耳蜗、前庭和半规管所组成。

（1）耳蜗：形似蜗牛壳，为螺旋样骨管，共盘绕2.75圈，分别称为底周、中周和顶周。蜗底面向内耳道，耳蜗神经穿过此处的许多小孔进入耳蜗。耳蜗中央有呈圆锥形的骨质蜗轴，从蜗轴有肌螺旋板伸入骨蜗管内，由耳蜗底盘旋上升，直达蜗顶。

（2）前庭：呈椭圆形，居骨迷路中部，前接耳蜗，后接三个半规管，前庭外侧壁为鼓室内侧壁的一部分，有前庭窗及蜗窗。内壁即内耳道底。

（3）骨半规管：为三个互相垂直的半环形的骨管，根据其所在的位置分外（水平）半规管、上半规管和后半规管。每个半规管的一端膨大部分为壶腹，头直立时，外半规管的平面约比地面后倾30°，壶腹端在前；上半规管的平面与同侧岩部的长轴垂直；后半规管的平面则与同侧岩部的长轴平行。

2. 奇特的膜迷路

膜迷路的形状与骨迷路相同，直径为骨半规管的1/4，借纤维束固定于骨迷路壁上,悬浮于外淋巴液中。骨蜗管内有膜蜗管;骨前庭内有椭圆囊和球囊;骨半规管内有膜半规管。

(1) 蜗管:为膜性螺旋管,蜗尖端为盲端,下端借联合管通入球囊,其中含内淋巴液。其切面呈三角形,在前庭阶和鼓阶之间。其上壁为前庭膜;其外侧壁增厚与骨蜗管的骨膜连接,因其血管增多故名血管纹;底壁为基底膜,基底膜上由支柱细胞、内毛细胞、外毛细胞和胶状盖膜构成螺旋器,亦称柯蒂氏器,是耳蜗神经末梢感受器。

基底膜的纤维组织呈辐射状从螺旋板伸到骨蜗管外侧壁,称底膜纤维。纤维的排列好像钢琴中的钢弦。靠近圆窗的纤维最短,长约 64～128μm,在近蜗尖处的纤维最长约 325～480μm。全部底膜纤维约有 2400 条。

(2) 椭圆囊和球囊:二囊均在骨前庭内,囊内各有一个囊斑,其构造相同,由支柱细胞和感觉毛细胞的神经上皮所组成,毛细胞的纤毛上一层含有石灰质的胶质体名耳石。球囊斑有维持身体平衡的作用——使身体在空间保持适宜的位置。当人倾斜较大角度时并不感到倾斜。

(3) 膜半规管:两个膜半规管的壶腹内各有一个壶腹嵴,由支柱细胞和感觉细胞的神经上皮组成,毛细胞的纤毛较长,被一胶质膜覆盖,名壶腹嵴顶,亦称终顶。其功能是维持转身、回顾等动作的稳定。

三、人耳是怎样工作的

众所周知,人类凭听觉器官——耳接收并分辨各种不同频率、不同强度、不同音色和不同方向的声音,来感知周围环境。

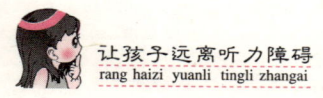

听觉对于人类社会文明的发生和发展至关重要，没有听觉就没有语言。人类听觉器官在长期进化过程中得到了高度发展，其灵敏度相当惊人。那么，人耳这样高度灵敏又小巧玲珑的声感受器又是怎样工作的呢？

正常人的耳朵大约可分辨出40万种不同的声音，这些声音有些小到微弱得只能使鼓膜移动氢分子直径的1/10。当声音发出时，周围的分子就产生一连串的振动，这些振动就是声波。外界声波通过介质传到外耳道，再传到鼓膜。鼓膜振动，通过听小骨传到内耳，刺

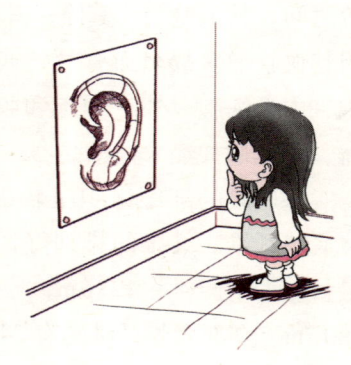

激耳蜗内的毛细胞而产生神经冲动，毛细胞是真正的声音感受装置。神经冲动沿着听神经传到大脑皮质的听觉中枢，形成听觉。声波作用于听觉器官，使那里的感受细胞兴奋并引起听神经的冲动，发放传入信息，经各级听觉中枢分析后引起听觉。

听觉功能是一个非常复杂的生理过程，首先有赖于听觉感受器将声音能量转变为神经冲动，成为代表声音的信号，并以不同的组合形式编码，作用于中枢神经系统。中、内耳对声音的感受和换能作用是至关重要的第一环节。

另一个环节是听觉系统在不同层次结构的音频定位。听觉传导的第一级神经元是位于耳蜗的螺旋神经节，其树突分布于耳蜗的毛细胞上，耳蜗顶部感受低音，底部感受高音，中间部感受中音。其轴突构成耳蜗神经，止于延髓和脑桥。其周围纤维感受高频音，中间纤维感受低频音。

交界处的耳蜗核，更换神经元（第二级神经元）后，发出纤维横行到对侧组成斜方体，向上行经中脑下丘交换神经元（第三级神经元）后上行止于丘脑后部的内侧膝状体。这个部位的腹核中的外侧细胞感受低频音，内侧细胞感受高频音，而背核仅对声音刺激有反应，其内侧核是听觉与躯体感音冲动发生聚合的地方。换神经元（第四级神经元）后发出纤维，经内囊到达大脑皮质颞叶听觉中枢。冲动传至听觉中枢则产生听觉。

外耳和中耳担负传导声波的作用，这些部位发生病变引起的听力减退，称为传导性耳聋，例如慢性中耳炎所引起的听力减退。内耳及听神经部位发生病变所引起的听力减退，称为感音神经性耳聋（也有人称其为感觉神经性聋）。某些药物如链霉素可损伤听神经而引起耳鸣、耳聋，故使用这些药物时要慎重。

听觉是人类社会生活必要的交流渠道，然而最重要的是，听觉使我们和我们的孩子感知周围环境而产生安全感和参与感，听觉对健康而言是很重要的，因此，请善待耳朵。

促进小儿听力发育的方法

一、多让小儿听生活中丰富的声音

丰富多彩的声音如走路声、关开门声、流水声、扫地声、说话声、汽车声、飞机声、鸟叫声、风声、雨声等，这些自然环境的声音对促进小儿的听力发育十分有益。因此，要让孩子多听到

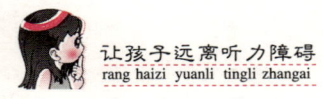

这些声音。

但是,太过嘈杂的噪音,如工地施工的声音、机器的噪声、燃放鞭炮声等,对小儿的听力会造成一定的损害,生活中要注意避开。

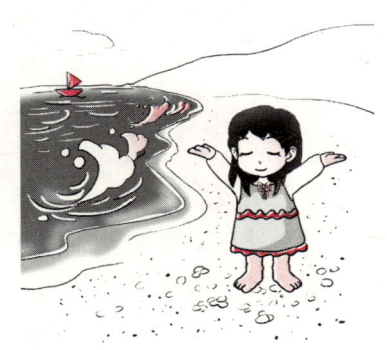

二、多对小儿进行听力训练

抱孩子时最好采用左手抱的姿势,让小儿尽量靠近妈妈的心脏,以便清晰地听到妈妈的心跳声。

平时多和孩子轻声说话,哼唱或播放一些节奏舒缓、旋律优美的经典音乐。

在家里的阳台上挂一只风铃,让风吹动风铃发出悦耳的声音。

给小儿听各种物体落地的声音,如球类、椅子、书本、铅笔、罐头、木盒、纸盒等。

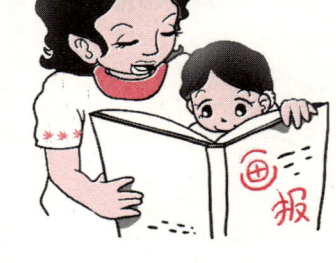

给小儿听各种玩具发出的声音,如拨浪鼓、八音盒、橡胶充气玩具等。

让小儿听铃铛声、喇叭声，以区分它们的不同。

分辨爸爸、妈妈及家里其他人的脚步声和说话声。

分辨家里人和陌生人的各种声音，分辨男人和女人的声音。

听某些动物的叫声，让小儿分辨是什么动物。

让小儿重复简单的叠句或儿歌。

在瓶子里灌上一些水，轻轻敲击瓶子，让小儿听瓶子发出的不同声音。

选择的玩具不要音量过大，摆放时也要注意距离。强烈的声音刺激容易震坏小儿的鼓膜，过长时间的噪音也会引起小儿听力疲劳，反而使小儿对于语音差别的感受能力降低。

三、在游戏中促进孩子的听力发展

英国牛津大学的大卫-莫尔设计了一款名为 phonomena 的电脑游戏，我们从中得到启发，这款游戏可以教 4 岁以上的儿童通过玩耍来区分相近音位的词和句子，从而促进孩子的听力和语音分辨能力。

美国 HOUSE 耳科研究所还研制了一套音乐音符听力训练软件，此软件提供给孩子进行听力培训，也可以提高其听力和语音分辨能力。同时，对孩子分辨音阶、音调也有很大帮助。此软件现有中文版培训系统，也可用于我国广大儿童的听力培训。

此听力训练过程大致遵循声音观察、分辨、确认和理解几个阶段：

首先是要让小儿感觉声音是否存在，即声音的"有"与"无"。在开始的最初一个星期内，家长应密切注意小儿对声音的反应。接着是让小儿分辨两组声音是否相同,"一样"与"不一样"。另外,可在有选择项目的情况下,确认数目(1、2、3、4、5)、形状、颜色、大小、长短、多少、高低、方位等,逐渐过渡到在没有选择的情况下进行训练。

听觉训练要遵循以下过程:①察觉声音的存在,即有声无声。②分辨声音。③确认,能说出听到的生字、句子。④理解,能明白所确认生字或句子的意思;此项训练包括聆听和思考能力的训练,也可用交往形式的对答、增加听力记忆等方法。

贝多芬

世界著名音乐家,被称为"乐圣",一生写出无数的不朽著作,但是,他26岁就完全聋了。对于作曲家,良好的听力是至关重要的。他没有气馁,他说:"我要扼住命运的咽喉。"他听不到,就用牙咬住钢管,凭借振动来感受声音,他的大部分作品是在全聋后完成的,包括《月光》、《命运》等。

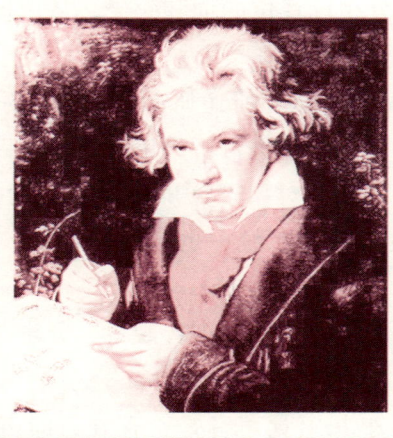

第二章
先天性耳聋

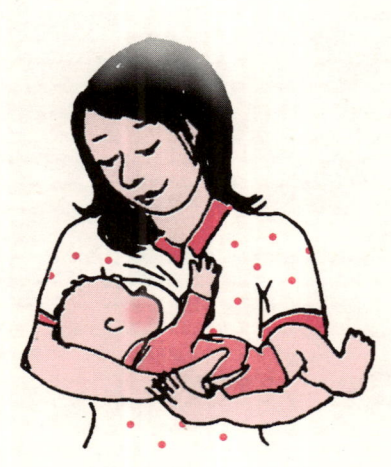

第一节

请您了解先天性耳聋

先天性耳聋系胎儿期受各种因素的影响，使听觉器官发育障碍或受损，多数于出生时即已存在听力障碍。用老百姓的话说，先天性耳聋就是"生下来就聋"，这句话虽不十分确切，但已包括了大部分先天性耳聋的特点。

从医学角度讲，先天性耳聋是指因母亲妊娠过程、分娩过程中的异常或遗传因素造成的耳聋。

先天性耳聋可分为遗传性和非遗传性两大类；又可分为传导性聋、感音神经性聋和混合性聋三类。

先天性耳聋多为双耳，也可单耳发生，耳聋程度不一，多为感音神经性聋，有时为传导性聋，还可以伴有眼、牙齿、毛发、颈部、四肢等其他部位的畸形。先天性耳聋主要说明的是一个时间概念，实际上除了遗传性原因以外，其他几种原因引起的耳聋，目前尚无明确的科学手段分清楚是先天聋还是后天聋。出生后婴儿因发热或接触耳毒性药物的机会增多，也很容易引起耳聋。在2~3岁以后，许多听力已经有问题的孩子，并不一定被重视，往往到4~5岁以后因发现言语发育迟缓，才引起父母的重视。这时就诊检查，就难以判断是什么阶段发生的聋了。高热、病毒感染和药物等因素都可以致聋；遗传性聋也可以后天发生。

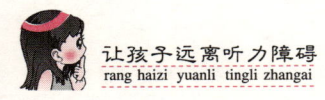

因此，如何早期发现小儿有无先天性耳聋，作为孩子的父母，要掌握婴幼儿的听力发育过程，学会通过孩子的行为进行判断，这样可以及时发现孩子听觉的变化，推断耳聋的性质，及时发现、及时治疗。

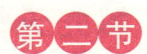

是什么导致了先天性耳聋？

先天性耳聋的原因可分为遗传因素、孕期因素和产期因素三类。

一、谈谈复杂的遗传因素

遗传物质即基因和染色体异常所致的耳聋，约占所有儿童耳聋的35%。其中近亲结婚由于夫妻两人具有相同致聋基因的机会增加，也就增加了遗传性耳聋的发病机会。

据有关资料统计，遗传性耳聋占所有耳聋的50%，并且其中绝大部分是难以治疗的感音神经性聋，如不能得到早期发现和诊治，往往会严重影响聋儿康复训练的效果。

遗传性聋可以简单地理解为由父母遗传而来的耳聋。既然如此，为什么有些先天性聋的父母所生的孩子并无听力 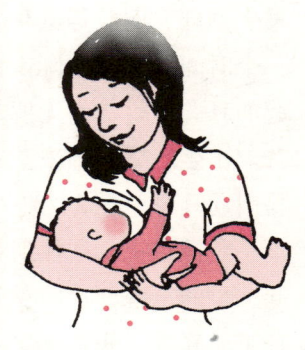 障碍，而有些听力正常的父母却生下了耳聋的孩子？有的家族中

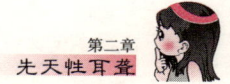

可以有几个先天性聋的孩子，而有的家族中只有一个聋人呢？造成这种现象的原因除了有的先天性聋并不是由遗传因素所引起的之外，还有一个重要原因就是遗传性聋的遗传方式比较复杂，只从一个家庭或一个家族分析往往不能看出其遗传规律。

人类遗传的物质存在于染色体中。染色体存在于细胞核内，共有23对，其中22对称常染色体，1对称性染色体。这些染色体，一半来自父亲，一半来自母亲。也就是说，父母在向子女传递遗传信息时，首先把自己的染色体分成相同的两组，然后再两两随机组合传给下一代，这样，父母的一些特征就传给了子女。当然，这些特征有些是对下一代有利的，也有些是对下一代有害的。耳聋这种特征就是对子女有害的。下面我们就看看耳聋是如何遗传的。

（一）常染色体显性遗传性聋

这种遗传性聋的特点是：在来自父母的两组染色体中，只要其中一组有聋的成分，就可能表现出耳聋。我们可以看出一些规律。

（1）父母双方有一方是聋人，子女出现耳聋的可能性为50%；如果父母均是聋人，子女出现耳聋的可能性为75%。

（2）耳聋子女的下一代仍可能是聋人，不聋子女的下一代不会再出现遗传性聋。

（3）这种遗传性聋，没有性别差异。

（二）常染色体隐性遗传性聋

这种遗传性聋的特点是：只有来自父母双方的染色体均含有致聋信息时，才表现耳聋。如果只有一组染色体有问题，并

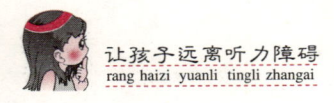

不出现耳聋,而成为聋的基因携带者。其遗传特点同样可以找出规律。

(1) 如果父母双方不聋,但均为聋基因携带者,那么,其子女出现耳聋的可能性为25%,成为聋基因携带者的可能性为50%,完全正常的可能性为25%。如果一方是聋人,另一方为正常人,则其子女均不出现耳聋,但均是聋基因携带者。如果双方均是聋人,则其子女出现耳聋的可能性为100%。

(2) 耳聋的子女如果同正常人结婚,其下一代不会出现耳聋,但均是聋基因携带者。不聋的子女的下一代是否会出现耳聋,则要看他(她)本人是否为聋基因携带者,同时还要看他(她)的配偶的情况,也就是说,不聋的子女的下一代,也可能会有聋儿产生。

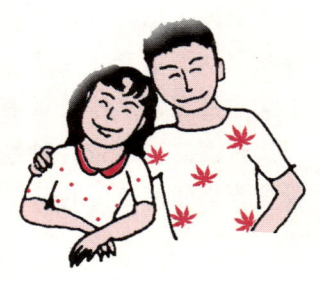

(3) 这种耳聋没有性别差异。

(三)伴性遗传性聋

前面曾提到过,在人的23对染色体中,有一对决定性别的染色体称为性染色体,如果致病基因位于这一对染色体上,当然也会向下传递,这种遗传性聋称伴性遗传性聋。这种耳聋的特点是:在一个家族中,耳聋的发生有明显的性别差异。在整个遗传性聋中,这种耳聋所占的比例较少,大约为1%左右。

(四)多基因遗传性聋与染色体异常性聋

多基因遗传性聋与环境因素造成的聋不易区分。链霉素中毒性聋具有明显的家族易感性。有人认为,这种家族易感性就属于多基因遗传。染色体异常性聋多伴有智力和其他方面的发育障碍,在临床上易于发现。另外,这种耳聋可以通过化验检查发现。

(五)遗传性聋与近亲结婚的关系

以上四种情况,前三种占遗传性聋的绝大部分。

通过上述分析,我们也可以了解近亲结婚出现耳聋子女的可能性较大的原因,那就是由于男女双方有较近的血缘关系,出现相同特征染色体的可能性比非近亲结婚者大得多。有害染色体相组合的几率也高得多。据理论分析,表兄妹结婚生出先天性聋子女的可能性比非近亲结婚的人多78倍。因此,应严格禁止近亲结婚,以确保优生优育。

(六)常见的遗传性聋及综合征

1. 出生时即已表现为聋的遗传性聋及综合征

(1)单纯内耳遗传性畸形:又可细分为四种类型。

1)内耳不发育性聋:属常染色体显性遗传。内耳完全不发育,往往伴有智力发育障碍和其他畸形。

2)内耳发育不全性聋:为常染色体显性遗传。耳聋可以是单侧性的,也可以是双侧性的,其程度与畸形程度常不一致,听力损失可轻可重,大多数病人只有低频残余听力。

3)蜗球囊发育不全性聋:属常染色体隐性遗传。这是内耳发育不全中最常见的一种,病变轻者可有残余听力。由于本型骨迷路发育正常,内耳CT有时查不到异常。

4)蜗管发育不全性聋:遗传方式不明。高频听力损失严重,可有部分低频听力。

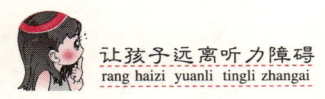

（2）耳聋眼病白额发综合征：可能为常染色体显性遗传。病人主要特征是：双眼距宽、鼻梁扁平、两侧眉毛向中线方向过度生长；眼球（虹膜）颜色异常，可以是单侧，也可以是双侧；前额部有白发；耳聋程度不定，可能是一侧聋，也可能是双侧聋。

（3）白化病伴耳聋：为常染色体显性遗传，也有的呈隐性或伴性遗传。主要表现为白皮肤、白头发、白虹膜，耳聋是双侧性且呈重度聋。

（4）色素过度沉着伴耳聋：可以是常染色体显性遗传，也可以是常染色体隐性或伴性遗传。皮肤色素沉着自儿童期就已开始，逐渐加重，至成年时为大面积甚至全身性改变，耳聋程度极重。

（5）先天性聋－甲状腺肿综合征：为常染色体隐性遗传。出生时即存在耳聋，甲状腺肿多在青春期出现，是由于不正常碘代谢造成的，与缺碘有密切关系。

（6）耳聋－心电图异常综合征：为常染色体隐性遗传。耳聋为双侧性深度感音神经性聋，心电图有异常改变，可突然死亡。

（7）指（趾）甲营养不良伴耳聋：为常染色体隐性遗传。病人常表现为重度高频缺失性聋，同时伴有指（趾）甲短、营养不良，有时可有毛发、牙齿等缺损。

（8）聋哑－视网膜色素变性综合征：为常染色体隐性遗传，也有常染色体显性或伴性遗传者。耳聋为重度感音神经性聋，视力逐渐下降，有失明的可能，有时还伴有嗅觉消失、失语、智力发育不全及前庭功能障碍。

（9）染色体畸变性聋：常见于13三体型和18三体型，是

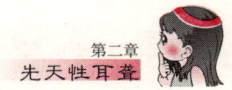

染色体数量异常造成的,除耳聋外,尚有外耳、中耳及面部畸形。染色体检查可以确定。

2. 生后迟发性遗传性聋及综合征

(1) 家族性进行性感音神经性聋:属常染色体显性遗传。患儿出生时听力正常,至 10 岁左右听力开始下降,且逐渐加重,最终可达全聋。

(2) 遗传性肾炎伴耳聋:属常染色体显性遗传。主要表现为血尿、肾功能减退和双侧对称性聋,耳聋常自 10 岁左右开始,以男性为重。

(3) 视网膜变性-糖尿病-耳聋综合征:属常染色体隐性遗传。视网膜变性自 1 岁即开始,耳聋在 10 岁左右出现,并逐渐加重,且伴有糖尿病。

(4) 变形性骨炎伴耳聋:属常染色体显性遗传。特征是颅骨、腿部长骨变形,同时有耳聋,一般到中年开始发病。

(5) 耳硬化症:属常染色体显性遗传。青春期开始发病,主要表现为耳聋且逐渐加重,手术治疗效果尚佳。

(6) 酮酸尿症伴耳聋:属常染色体隐性遗传。患者表现为酮酸尿、智力发育不全、共济失调等,耳聋严重且进展快,5~6 岁即可全聋。

3. 其他遗传性聋及综合征

(1) 常染色体显性遗传:家族性高脂蛋白血症伴耳聋;颌面骨发育不全综合征;颌面骨形成不一综合征。

(2) 常染色体隐性遗传:耳聋-色素性视网膜炎综合征;非梅毒性角膜实质炎及耳蜗前庭综合征;脂肪软骨营养不良

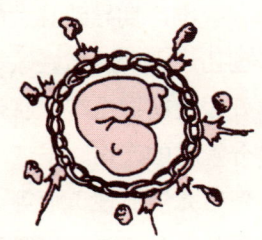

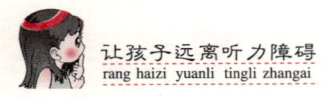

综合征；耳聋－进行性骨化性肌炎综合征；家族性黑蒙性白痴。

二、切勿忽视孕期因素

孕期导致先天性耳聋的主要原因多是中毒和感染。

（1）中毒：孕妇在任何时期，特别是在孕早期及孕中期，凡应用耳毒性药物，如氨基糖苷类抗生素（链霉素、新霉素、庆大霉素、卡那霉素）、奎宁类及阿司匹林类药物，都可引起内耳中毒，致螺旋器变性坏死，造成先天性耳聋。

（2）孕期感染：为胎儿致聋的常见因素。多发生在怀孕初期3个月内，常常是不可逆的感音神经性聋。怀孕3个月后，因螺旋器已经发育完全，发生耳聋者较少。胎儿感染途径主要为阴道上行和胎盘血行感染，由于病毒血症及其他物质的毒性作用，妨碍了内耳的正常发育。常见的孕期感染原因有风疹、单纯疱疹病毒感染、弓形体病、先天性梅毒等。此外，怀孕期的各种中毒性疾病、糖尿病、肾炎、腹部X线照射、先兆流产，均可影响胎儿内耳的发育，而导致耳聋。

三、密切关注围产期因素

围产期导致耳聋的因素包括孩子在围产期发生的很多病变及创伤。围产期指妊娠第28周至出生后7天。此期常见耳聋原因有妊娠晚期毒血症、脐带绕颈、呼吸道堵塞引起的新生儿缺氧窒息、分娩时的产伤、早产或难产所引起的缺氧症，Rh血型不合导致的新生儿溶血性黄疸等。产后期引起耳聋的原因较多，如中耳、内耳的各种感染，以及各种耳毒性药物及耳外伤等所致的各种耳聋。

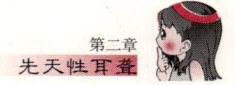

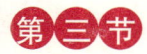

先进的耳聋基因检测

对引起耳聋的常见基因现在已经能进行常规的门诊检查。常规的基因检查包括 GJB_2 基因、线粒体 DNA A1555G 基因、PDS 基因等。这些基因均为重点的致聋基因或致突变基因。GJB_2 基因和先天性聋有着密切关系。中国先天性聋患者中携带有 GJB_2 基因突变的约占 20%。线粒体 DNA A1555G 基因突变与链霉素、庆大霉素、卡那霉素等氨基糖苷类药物引起的药物性耳聋有着密切关系。PDS 基因突变可以导致大前庭水管综合征，临床上表现为先天性或后天性耳聋，耳聋发生或加重与外伤、感冒有关。这三种基因引起的遗传性耳聋约占整个遗传性耳聋的 80%。因此，进行这三种基因的检测，可以明确大部分遗传性耳聋的原因。

一、遗传性耳聋基因检测的意义

耳聋基因诊断为遗传性聋的孩子和家长带来了曙光。患儿和家长通过基因诊断可以去除对于耳聋的心理恐慌，并可以指导用药和日常生活行为，还可以通过产前诊断进行有把握的再次生育。如果患儿基因诊断结果提示先天性耳聋是由于 GJB_2 基因突变导致的，那么该患儿的耳神经传导通路以及听觉语言中枢应该是正常的，进行人工耳蜗移植可以获得良好的效果。如果 A1555G 基因检查为阳性，那么患儿的母亲家族中应该永远避免应用庆大霉素

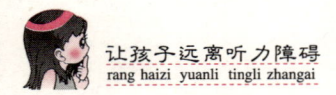

等氨基糖苷类抗生素，防止药物性耳聋的发生。进行产前基因诊断，对于有生育耳聋患儿风险的夫妇意义特别重大。当他们生育了一个聋儿后，迫切想预先知道第二个孩子的情况，这时的基因诊断加上产前诊断可以在怀孕10周后明确胎儿的耳聋基因状况，提前采取干预措施，减少和避免聋儿的出生。

二、基因诊断可远程操作

较之听力检查和拍X线片、CT、MRI等影像学检查，耳聋基因诊断有更强的针对性和特异性，并且取材方便，适用范围广。当耳聋基因诊断明确时，患者基本上得到的是最终诊断。当怀疑是遗传性耳聋，而由于地域、经济等方面的原因患者无法到有检查条件的单位就诊时，也可以不到现场检查，只需采少量血，或者取少量皮肤、毛发、颊黏膜等送至检测单位，3～7天后即可知道结果。检验结果可为耳鼻喉科医生提供不同于常规耳聋诊断的准确信息，使他们可以有针对性地为患者提供科学的咨询和治疗，达到减少遗传性耳聋发病的目的。

如何治疗先天性耳聋？

先天性耳聋患儿多为感音神经性聋，治疗十分困难，因此应以预防为主。首先大力提倡优生优育，禁止近亲结婚；加强遗传咨询，普及耳毒性药物的知识。早期对婴幼儿进行听力筛查，如有残余听力，可试配助听器以进行矫正，同时对患儿进

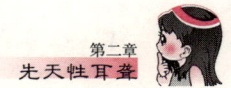

行早期语言培训（这些在以后的章节再详细介绍）。对某些遗传性聋的患儿，可根据情况进行对症治疗。如颅面骨发育不全综合征，可早期手术，应用聚乙烯和硅胶片将愈合的颅骨骨缝分开。突眼严重者可行减压手术。先天性聋－甲状腺肿综合征，可服用甲状腺素或多食含碘食物，有助于防止甲状腺增大和听力恶化。遗传性肾炎综合征，可行肾移植。多发性面部异常综合征、第Ⅰ型尖头并指（趾）畸型等某些先天性传导性聋患者，可考虑行鼓室成形术。

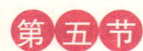

如何预防先天性耳聋？

一、需要重点注意的问题

要想有一个健康的宝宝，请注意以下几点：

（1）禁止近亲结婚生育。据报道，三代之内的堂（表）兄妹结婚所生后代的遗传病发病率比随机婚配者的后代高150倍。

（2）严格执行婚前检查，主要检查双方是否有影响结婚生育的疾病。

（3）提倡适龄生育，妇女最佳的生育年龄是25～30岁，年龄过小或过大生育，都会使新生儿畸残的发病率增高。

（4）开展遗传咨询，用科学知识指导生育。

（5）产前检查。如果胎儿异常应及时中止妊娠。

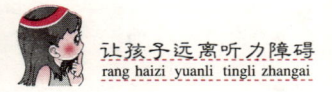

（6）加强孕期和围产期保健，避免病毒感染，防止各种有毒物质的侵害，注意营养物质的摄入，保障孕妇身心健康，以利于胎儿的正常发育。

二、妊娠期的宜忌

人类的听觉器官最早发生于妊娠的第 3 周，到了妊娠 3 个月时，鼓膜已经形成；妊娠 5 个月时，中耳、听骨及鼓室的发育已经初步完成；胎儿满 6 个月就有了听力，可以听到母体血管搏动的声音，通过母体的腹壁感受到外界的声音。也就是说，胎儿 6 个月以前是听觉器官迅速发育的阶段，此阶段要避免各种不良因素的刺激，因为这是防聋的最重要时期。妊娠防聋应注意以下几个方面：

（一）母婴营养

妊娠后，由于胎儿的迅速发育成长，给母体带来了一系列的变化，如内分泌旺盛、代谢增加等。母体必须有充足的营养，才能保证胎儿的正常发育，当然也包括胎儿听觉器官的发育。妊娠期需要最多的是蛋白质，其次为脂肪，各种维生素和微量元素也必须适量增加。如果母体妊娠期的营养不足，可以引起胎儿脑细胞分裂减少，甚至脑细胞数量减少。如果脑细胞的发育受到影响，听力反应就不敏感。胎儿时期是听觉器官迅速发育的关键阶段，听觉器官的发育对营养的要求较高，一旦缺乏营养，就会造成不良的后果。

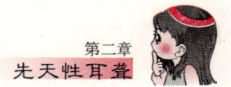

（二）母亲应该注意情绪

母体子宫是胎儿成长生活的环境。胎儿在出世以前，不但始终与母体的健康和营养状况密切相关，同时也与母体的心理状态、情绪变化紧密相连。母体精力充沛、情绪稳定、健康，心理功能处在良好的状态，小生命则从中得到美好的享受，心安理得地发育成长。反之，母体的情绪不好，也必然要影响到胎儿，当然也包括影响胎儿听力的发育。

（三）为了孩子请您和家人戒除烟酒

众所周知，烟草中含有尼古丁等有毒物质。尼古丁可使胎盘的血管收缩，减少胎儿的血液供应。所以吸烟对正在发育的胎儿会造成不良的后果。妊娠期大量饮酒，可使胎儿在子宫内发育迟缓，出现畸形。酒后受孕者可使胎儿大脑发育异常，易出现愚笨或低能以及听力残疾。

三、妊娠期防病

妊娠后，胎儿在母体内迅速发育，随时都受母亲机体状况的影响，如果母亲在妊娠期间患了某种对听觉器官有较大影响的疾病，也会影响到胎儿的听力。在妊娠期间，需要预防的与听力有关的疾病主要有以下几种：

（一）不要小看流行性感冒

流行性感冒由病毒感染引起。严重的流感病毒可以损害全

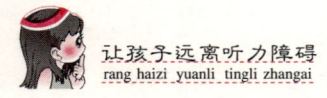

身血管系统及神经系统,出现明显的全身症状,如高热、昏迷、抽搐等。这些严重的全身中毒反应,可以使胎儿出现缺氧及微循环障碍,从而影响到听觉器官的发育。因此,妊娠期注意预防流感对防止孩子耳聋有着重要的意义。

(二)不可怠慢风疹的影响

风疹由"风疹病毒"引起,是一种急性呼吸道传染病。母体如果被风疹病毒感染,能经胎盘传染给婴儿,出现先天性风疹。风疹病毒侵犯耳蜗就会造成先天性耳聋。在妊娠3个月内患了风疹,可能发生畸胎;在妊娠4个月内患了风疹,胎儿听力受影响者占100%。因此,在妊娠4个月内患了风疹的孕妇,如果诊断明确,又没有有效的预防措施,就应当终止妊娠。

(三)为了孩子远离梅毒

梅毒虽然在我国解放后很快被消灭,但近年来又时有发生,无论是胎传或自染的获得性神经性梅毒,都可引起耳聋,并且可以在身上潜伏几十年后才发病。因此,为了下一代的健康发育,当然也包括听力的健康发育,青年夫妇应当自觉地预防梅毒感染。

(四)其他疾病也需引起注意

除上述疾病外,其他严重的细菌感染、妊娠毒血症、艾滋病、淋病等多种疾病也会不同程度地影响胎儿的成长发育及听力的发育,因此也在妊娠期防病范围之内。

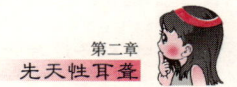

任嫒嫒

1980年1月24日，任嫒嫒出生在大连，她是家中的独生女。两岁时她的听力开始下降，6岁时确诊为神经性耳聋，病因至今不明。多年来父母带她辗转求医，一直没有起色。

幸运的是，在求医的同时，父母一直坚持教她说话，使她在不知不觉中掌握了看口型读话的方法，这使她得以进入辽宁师范大学读书。

在大学里，她结识了一些残疾人朋友，参加了一些残疾人活动。她在一些知名残疾人网站担任职务，陆续在《中国残疾人》、《现代特殊教育》和《人民政协报》等刊物与报纸上发表文章。她曾出席大连市中山区残疾人代表大会并当选为主席团委员，还参与了辽师与爱德基金会合作举办的聋人教师培训班的筹备工作。

转眼到了2002年，她已经上大三了，开始考虑毕业后的出路。出于兴趣，她开始探寻报考特殊教育硕士研究生的可行性。当时，我国尚没有在特殊教育领域中招收残疾人研究生的先例。任嫒嫒仔细查看了相关招生简章、体检标准、考试要求，没有发现一条不利于聋人考生的规定。中残联一名工作者在听说她有考研的想法后，寄给她一份当时刚下发不久的文件《关于听力残疾考生参加普通高校和硕士研究生入学考试免外语听力测试的通知》。大连残联理事长当面告诉她：无论你毕业后想做什么，大连残联的大门永远向你敞开。

2003年1月，任嫒嫒参加了研究生招生考试（初试）。两个月后，成绩和分数线陆续公布，导师杨民多方联系相关

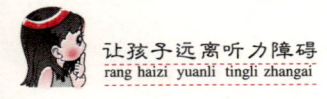

主管部门和领导,以最快的速度向省里申请英语成绩换算。学校也本着特事特办的原则,在她的成绩换算申请未获批准之前,就以"资格待定"的方式给了她参加复试的机会。2003年7月,在正式获得辽宁师范大学教育学学士学位之后,任嫒嫒收到了研究生录取通知书,同时也成为我国特殊教育专业的第一个聋人研究生。2004年10月29日,任嫒嫒光荣地加入了中国共产党。

　　任嫒嫒现在正在做一件事———把分散的助听器消费者组织起来,定期交流助听器的使用情况和生活上的心得体会。"杭州这件事做得很好,我也想做这件事。现在助听器质量良莠不齐,得有一个组织为大家协调,帮助他们生活上互相交流。"虽然戴助听器对她来说已经没有任何作用,但只要是有益于特殊教育和残疾人的事,她都看成自己的事。

第三章
后天性耳聋

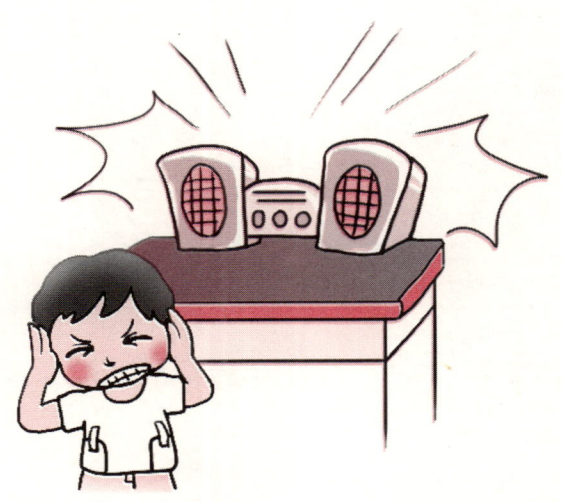

第三章 后天性耳聋

第一节

后天性耳聋是怎么回事？

孩子出生后因各种因素导致的听力损失称为后天性耳聋。后天性耳聋可以分为传导性聋、神经性聋和混合性聋，可由各种不同病因造成，导致后天性聋的主要因素是感染发热，特别是传染性疾病。在疾病发生的时候，治疗药物选择不当，往往又会因为药物中毒引起内耳毛细胞的损害，这无疑是雪上加霜。许多听力受到损伤的孩子，在2～3岁以前，往往被家长忽视了听力方面的发育情况，到3岁以后因语言发育受到了影响，才引起父母的注意，这就给诊治带来了一定的困难：既不容易判断是什么时候出现的听力障碍，也不清楚到底是什么原因引起的耳聋。因为高热、感染及药物因素都可以致聋。某些遗传性聋也可以在出生后相当一段时间才出现症状。所以，先天性聋和后天性聋在诊断上比较重要的一条是，不能忽视遗传因素对后代的影响，要根据情况采取相应的措施，预防耳聋在下一代出现。此外，外耳道、中耳病变引起的传导性聋是儿童最常见的耳聋原因，有的中耳炎还可引起内耳病变导致神经性聋。

在治疗和康复训练时，不论是先天性聋还是后天性聋，都需要早发现、早治疗并且早期进行康复训练。

第二节

常见于儿童的后天性耳聋

一、药物性耳聋

应用耳毒性药物引起的听神经系统损害而造成的听力下降甚至全聋称为药物性耳聋，也叫做药物中毒性耳聋。

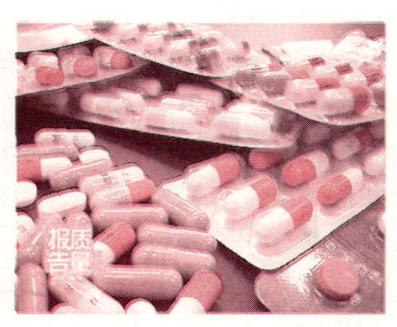

药物性耳聋不是外耳和中耳的声音传导系统被破坏（不是传导性耳聋），而是感知声音最重要又最脆弱的部位——耳蜗毛细胞遭到了药毒损害。毛细胞是听觉神经的末梢感受器。正常情况下毛细胞把声能转化成生物电冲动传给听觉神经输入大脑中枢，人才能听到外界的各种声音。耳毒性药物专门伤害毛细胞，让人感受不到外界的声音。这种耳聋属于"感音神经性耳聋"，这种药物性耳聋是不可逆的。在20世纪40年代以前，本病并不多见，只有因患疟疾服用了大量奎宁所引起的中毒性聋。此后，由于抗生素的广泛应用以及其他化学药物的应用，发生药物性耳聋的患者日益增多，以致成为儿童后天性耳聋的主要原因。现已发现的耳毒性药物达百余种，主要包括氨基糖苷类抗生素、治疟疾药、止痛剂、利尿剂、麻醉剂、抗惊厥药、抗炎药、抗癌药、抗结核药、治疗心血管病的药、避孕药、砷汞类制品。据上海市某区对2407例后天聋哑人的调查显示，因药物致聋者851例，占35.4%，其中氨基糖苷类抗生素致聋又占药物性耳聋的97%，可见此类抗生素是目前我国致聋的主要原因。

虽然引起耳中毒的药物有很多，但其中特别要注意的是耳毒性抗生素。耳中毒可以发生于一次用药量过大，或用药时间过长，如果孩子患有其他疾病如肾炎时更易发生中毒。有时仅用常规的或很小的剂量亦可发生严重的耳中毒，这是机体过敏的缘故，故对有过敏史者应避免应用。对无过敏史者亦要慎用。

（一）为什么氨基糖苷类抗生素能致聋？

氨基糖苷类抗生素均有不同程度的耳毒性作用，有的主要损害耳蜗，有的则主要损害前庭。这些药物包括链霉素、庆大霉素、卡那霉素、新霉素、小诺霉素等。

1. 中毒机理

（1）进入内耳的途径：药物口服或注射后，都可通过血液循环进入内耳淋巴液，或经螺旋韧带血管分泌至外淋巴液。如单纯中耳局部用药，还可经圆窗或韧带进入外淋巴液，由前庭阶累及螺旋器。如孕妇用链霉素类药物，则可直接经胎盘血管损害胎儿的耳蜗。

（2）破坏内耳血迷路屏障：耳毒性药物引起膜通透性改变和多种水解酶释放，最终使毛细胞萎缩变性。由于血管纹中毒，分泌内淋巴液的功能丧失，无法稀释和排除已进入淋巴液的毒物，故可加重耳中毒。

（3）破坏毛细胞的新陈代谢：毒物使细胞膜脂蛋白变性，

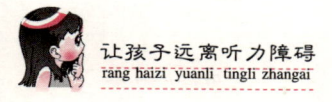

听毛融合、扭曲,并破坏核糖体,使蛋白质无法合成。

(4)造成组织病理学改变。

(5)药物的个体易感性:可能为常染色体遗传,能通过母系遗传给下一代,出现易感性家庭。

2. 儿童应用庆大霉素应注意的事项

庆大霉素属氨基糖苷类抗生素,由于使用方便,不像青霉素类药物那样容易引起过敏反应,且对变形杆菌、绿脓杆菌有较好的杀灭作用,故临床上在感染时特别是在农村基层运用极为广泛。为了防止庆大霉素导致耳中毒,在用药时应注意以下几点:

(1)5岁以下的幼儿使用庆大霉素引起药物中毒性耳聋的严重性较大,应慎用。

(2)控制庆大霉素的使用范围,限用于严重的细菌感染性疾病或对其他抗生素有抗药性者。

(3)用药前需详细询问家族史,若发现有药毒性耳聋迹象则应慎用。

(4)严格掌握剂量,每日不应超过3毫克/公斤体重,用药时间也不宜太久。

(二)药物性耳聋的发病与临床表现

药物中毒性耳聋主要表现为听觉系统的慢性中毒,以耳聋、耳鸣为主。耳聋多在用药后1~2周出现,用药之后如果孩子过分安静,就要注意。因为对于儿童来说,早期的症状不太容易识别,开始时不疼不痒,外耳道既不红肿也不流脓,孩子不哭不闹,反而变得安静,具有很大的隐蔽性,有时孩子都变哑了,家长还不知是耳聋引起的。儿童药物性耳聋常为双侧性、永久

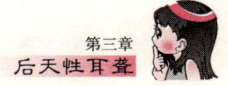

性损害。特别是幼儿，由于不会诉说或表达不准确，待家长发现时，语言发育已经受到损害，不仅致聋而且致哑，贻误了治疗时机。

（三）药物性耳聋与遗传因素的关系

长期以来，人们总以为造成药物性耳聋，主要是由于用药剂量过大、疗程过长所致。近年来通过调查研究发现，不少病人的药物剂量与疗程均在规定的范围以内，却依然在劫难逃。医学家作了多年的潜心研究，终于探明：药物中毒性耳聋，系由细胞的遗传基因发生变异之故，且家族的变异基因可能通过母亲遗传给她的子孙，使之具有潜在的高敏感性，此称母系遗传。如今多为独生子女，若不慎使用某些药物而引起耳聋，造成终生残疾，将会严重影响我国的人口素质，不可等闲视之。为防患于未然，应用耳毒性抗生素需严格掌握适应证，婴幼儿禁用。若疗程较长，需定期进行电测听与肾功能检查。一旦出现眩晕、耳鸣，应立即停药。切忌将这类药用于流感、水痘、麻疹等病毒感染性疾病。尤其当外婆、母亲、姨母、舅父等母系亲属中有因某种药物致聋者，说明该家族已具有高敏感性，其后代均绝对禁用该类药物，以策安全。

（四）如何预防药物性耳聋

（1）母系亲属中有因某种药物致聋者，其后代均绝对禁用该类药物。

（2）儿童避免轻易使用抗生素，必须用时，剂量宜小，疗程宜短，尽量不要静脉给药，避免联合用药。

（3）注意观察用药后的反应，出现头晕、口角麻木、耳

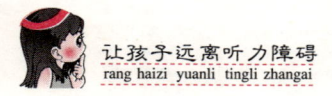

鸣和耳聋症状时要及时停药。小儿、体弱及肾功能减退者应慎用耳毒性药物。避免同时或先后应用多种有耳毒性作用的药物。

（4）用抗生素期间，同时服用神经营养药，如维生素 B、维生素 C、维生素 A 及硫酸软骨素等，促使感觉细胞利用多种营养物质进行新陈代谢，以起到保护内耳、预防药物中毒的作用。早期轻度中毒者，听力多可恢复。

（5）一旦发现药物中毒性耳聋迹象，应及时就医治疗，可选择维生素、神经营养药和血管扩张剂等，必要时可加用激素，治疗一般持续 2~3 个月；同时要进行积极的听力和语言训练，力争使轻中度耳聋患儿的听力恢复或好转，将危害降至最低程度。如果已发展为重度耳聋，可在必要的药物治疗基础上，早期选配助听器，加强听力、语言的康复训练，使患儿生活质量有所提高。

二、病毒或细菌感染性耳聋

病毒或细菌感染性耳聋多是由各种急、慢性传染病而引起或并发的感音神经性聋。由于致病微生物有所不同，各种传染病源性聋的发病机理、病变情况和临床表现也各不相同。

病毒或细菌感染只要累及听觉系统均可造成听力障碍，临床上常见的易致聋的感染性疾病包括：流行性脑脊髓膜炎、流行性腮腺炎、流行性感冒、耳带状疱疹、伤寒、疟疾、麻疹、风疹、水痘、梅毒、艾滋病等。许多患儿常常在感染性疾病痊愈后才发生耳聋，应提高警惕。

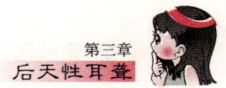

（一）流行性脑脊髓膜炎可导致耳聋

流行性脑脊髓膜炎是耳聋常见的病因。常见的病原微生物为脑膜炎球菌、肺炎球菌、结核杆菌和病毒等。其发病机理尚未肯定。一般认为它可使螺旋器、螺旋神经节细胞变性萎缩或发炎溶解；也可能侵犯听神经干，使其发炎或被周围炎症遗留的瘢痕牵拉压迫；有时也可使听神经核的细胞水肿，甚至溶解。本病所致的耳聋多在起病的2～3日内急速出现。有的发生在脑膜刺激症状出现之前，多为听力丧失或减退，一般难以恢复，有的还会继续加重。

（二）麻疹与耳聋有关

麻疹的病原体为麻疹病毒。麻疹病毒从蛛网膜下腔经耳蜗导水管进入内耳，主要损害内淋巴系统，表现为螺旋器、血管纹及覆膜变性，螺旋神经纤维和节细胞减少等。其耳聋症状多为双侧性聋，并以高频听力损失为重。耳聋程度因人而异。儿童自身患麻疹会导致耳聋；母亲患麻疹可能导致孩子先天耳聋，也可能直到两三岁后才出现耳聋。

（三）耳聋的源头也许是流行性腮腺炎

流行性腮腺炎多发生在学龄前儿童。耳聋可发生在患病的初期或后期，病毒进入内耳后可使血管纹发炎而萎缩，螺旋器变性，覆膜收缩、卷曲和移位，螺旋神经纤维及节细胞减少。一般为单侧重度感音神经性聋，极少数为暂时性聋。腮腺炎所致的聋起病急，听力下降以高频为主，且大多为全聋；听力损失程度与腮腺炎有无临床症状以及其严重程度无关。

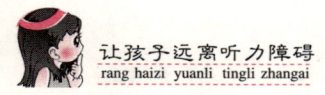

(四) 风疹也可致聋

风疹为风疹病毒引起的急性出疹性传染病,分先天性和后天性两类。母亲患风疹导致孩子耳聋,主要是妊娠头3个月感染,病毒可经血液传给胎儿而致胎儿先天性风疹,使内耳发育畸形,造成先天性耳聋。本病在我国少见,欧美白人患病率较高。风疹病毒可使耳蜗病变和造成耳蜗球囊发育不全,也可偶见中耳畸形或胎儿全身多方面畸变。听力损失为感音神经性聋,多呈平坦型听力曲线,少数呈高频缓降型,约1/3耳聋属单侧性。幼儿自身感染风疹病毒所致的聋为后天性聋。

(五) 别小看水痘和带状疱疹

水痘-带状疱疹病毒损伤面神经膝状神经节,严重者伤及相邻的听神经,可出现耳聋和眩晕。耳聋为单侧感音神经性聋,以高频损失为重,同时伴有高调耳鸣。眩晕在疱疹治疗结痂后渐消失,但听力一般很难恢复正常。

(六) 梅毒对听力的危害

梅毒由梅毒螺旋体感染而致。耳聋多由先天性和后天性2~3期梅毒引起,主要为闭塞性动脉内膜炎和增生性骨炎等病理变化,引起内

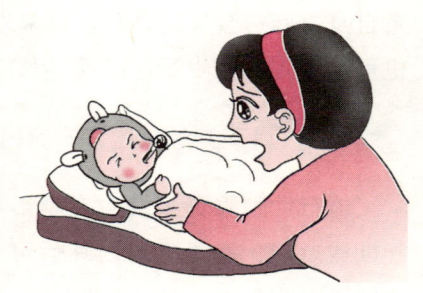

外淋巴间隙闭塞、骨化或神经变性萎缩,表现为神经迷路炎和中耳炎。先天性早期梅毒在胚胎时期即已损害听力,孩子出生时即失去听力。先天性晚期梅毒多于8~20岁发病,表现为双

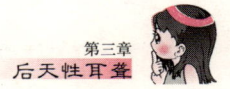

侧对称性感音神经性聋，听力呈波动性下降，部分伴前庭功能丧失。后天性2~3期梅毒常累及内耳，呈单侧或双侧进行性感音神经性聋，偶有小脑性平衡障碍。晚期梅毒病人如突然接受声刺激，可出现暂时性眩晕和眼震。对梅毒病人及时治疗，一般能阻止病情发展，部分病人听力可有提高。

（七）感冒可能是导致耳聋的凶手

感冒除能引起化脓性中耳炎和大疱性鼓膜炎外，还可引起病毒性迷路炎，造成内耳和听神经出血和渗液，使螺旋器的毛细胞严重萎缩，覆膜和血管纹退变萎缩。其致聋特点多为突然发作。轻度耳聋常可恢复。

（八）其他感染性疾病也有致聋的危险

此外，猩红热、伤寒、白喉、回归热、天花、淋病亦可导致中毒性耳聋，但很少见。

三、中耳病变引起的耳聋

中耳病变主要有儿童腺样体肥大引起的分泌性中耳炎以及慢性化脓性中耳炎等。这类病变引起的耳聋比较容易治疗，应当尽早采取措施。

四、创伤性耳聋

头颅外伤、耳气压损伤，如放鞭炮后出现的"震聋"、长期慢性声损伤如噪声引起的耳聋均属于此类。这类耳聋较难治愈，

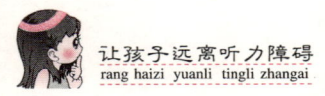

应以预防为主。

第三节

如何预防及治疗儿童后天性耳聋?

预防后天性耳聋首先要预防和及时治疗各种传染病与炎症。如果儿童有腺样体肥大、慢性扁桃体炎,应及时治疗。哺乳时必须防止乳汁流入咽鼓管。此外,要保持耳道内的清洁卫生,防止脏东西进入耳内。其次,应避免使用耳毒性药物。医务人员和家长一定要严格掌握各种药物的适应证,如发现问题,应及时处理。第三,要注意避免耳受伤:一方面要防止耳部受到撞击,另一方面要避免接触噪声。

一、防治小儿中耳炎是关键

中耳炎是婴幼儿最常见的耳聋原因,因为影响的是中耳,一般为传导性耳聋,有时还可影响到内耳,发生混合性耳聋。小儿中耳炎主要指分泌性中耳炎和化脓性中耳炎两种。这是小儿最常见的耳病,其原因与小儿的耳部解剖、生理和病理关系密切。特别是婴幼儿时期,咽鼓管尚未发育完全,短、宽而平直,致病菌最容易沿咽鼓管侵入中耳引起中耳炎。哺乳时小儿平卧或侧卧,或进乳

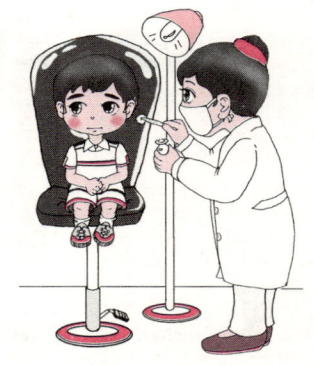

太急而致呛咳，这两种情况均可使乳汁流入鼻咽部，经咽鼓管进入中耳引起中耳炎。婴幼儿鼻咽部淋巴组织增生发炎者较多，可蔓延至中耳引起中耳炎；婴幼儿抵抗力低，易患传染病，也可并发中耳炎。

（一）如何防治分泌性中耳炎？

分泌性中耳炎是以鼓室积液及传导性耳聋为主要特征的中耳非化脓性疾病。由于多种原因引起咽鼓管阻塞或功能不良，不能维持中耳内压与外界大气压的平衡，致使中耳鼓室内空气逐渐吸收且得不到相应的补充而出现负压，从而导致中耳内的黏膜血管扩张，通透性增强，中耳内有液体积聚，即为分泌性中耳炎。

1. 分泌性中耳炎的常见病因

（1）咽鼓管功能障碍：此为本病的基本病因。小儿腺样体肥大、慢性扁桃体炎是引起分泌性中耳炎，导致小儿听力下降最常见的病因。临床早期对本病的正确诊断率很低，常发生漏诊或误诊，甚至在发生中耳粘连而引起耳聋时仍未得到明确诊断。

（2）上呼吸道感染：上呼吸道感染会侵及咽鼓管，引起咽鼓管黏膜肿胀，造成咽鼓管阻塞。

（3）气压损伤：飞机上升、下降过快，中耳内压不能及时平衡而相对地变为负压时，可引起中耳积液。

（4）鼻咽部肿瘤：如鼻咽癌压迫咽鼓管咽口，导致分泌性中耳炎。这在儿童比较少见。

2. 小儿分泌性中耳炎的治疗

应及时彻底清除鼓室积液，改善鼓室通气和预防鼓室黏膜粘连，可进行咽鼓管吹张、鼓膜穿刺、鼓膜切开或鼓膜置管术，对扁桃体、腺样体肥大的儿童应早期手术。

小儿分泌性中耳炎如不治疗或治疗不当，长期炎症刺激可引起中耳内纤维组织增生或瘢痕形成，导致粘连性中耳炎，影响听骨链的活动，造成听力下降，治疗非常困难。患分泌性中耳炎时，中耳积液内含有一些毒性物质，可通过一个叫圆窗膜的结构达到内耳，长期作用可造成内耳中毒，引起不可逆的神经性耳聋。因此，对分泌性中耳炎应积极治疗，防止发生神经性耳聋给患儿日后带来极大的痛苦。

（二）怎样防治急性化脓性中耳炎？

急性化脓性中耳炎是中耳黏膜的急性化脓性炎症。细菌主要通过咽鼓管进入中耳。小儿咽鼓管比成人短、平而宽，咽口位置较低，咽部淋巴组织丰富，腺样体沟裂和扁桃体隐窝可隐藏细菌与病毒，而且小儿的中耳局部免疫功能发育不全，防御能力差，或因哺乳位置不当，所以引起中耳炎的机会比成年人更多。急性化脓性中耳炎发作时，患儿常有发热，体温可高达 39℃ 以上。较大的儿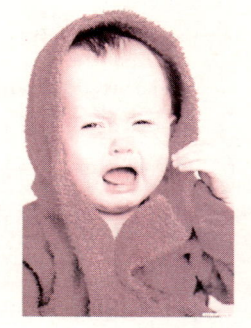童会说耳朵痛，不能诉说的孩子常摇头抓耳、烦躁不安，严重者甚至发生抽搐。因此，必须早期诊断，及时、正确、彻底地治疗。早期应足量使用青霉素等抗生素控制感染，促使炎症消退。若鼓膜红肿，中耳已发炎化脓，可切开鼓膜排脓。一般急性化脓性中耳炎均可治愈，甚至恢复如常。如未予正确、及时、彻底的治疗，严重者可引起可怕的颅内外并发症，以至威胁生命。

婴幼儿鼓膜相对较厚，富有弹性，中耳炎时不易穿孔，甚至中耳已蓄脓，但鼓膜仍无显著红肿，因此容易漏诊。一般可使鼓膜穿孔，发生耳道流脓，当脓液从中耳通过鼓膜穿孔流出耳道后，患者的发热会消退，耳痛亦会减轻，甚至消失，听力亦会有所恢复。碰到不负责任的家长可能以为中耳炎已经好了，听之任之。其实炎症并未治愈，而演变成慢性化脓性中耳炎。结果鼓膜穿孔长期存在，每当感冒或上呼吸道感染时，或游泳、洗头，耳道进水时，又可流脓，反复发作，可迁延终身，听力亦逐渐下降。此称慢性单纯型化脓性中耳炎。如果发作频繁，病变可侵袭中耳骨质，而引起骨疡型中耳炎，有的甚至形成胆脂瘤，称为胆脂瘤型中耳炎。

治疗方法：单纯型者耳流脓时，可滴用泰利必妥滴耳液等以控制感染；并创造条件做鼓膜穿孔修补术。骨疡型或胆脂瘤型中耳炎常要手术治疗，并可在彻底清除病灶的基础上，尽量保留或改善听力。

二、高度重视突发性耳聋

突发性耳聋是指突然发生的、原因不明的感音神经性聋，儿童突发性耳聋临床常见但容易漏诊或误诊。因孩子主诉不清，兼之多为一侧单发，有一侧耳听力正常，家长不易发现，常因并发眩晕、耳郭带状疱疹、面瘫而就诊时经医生检查才被发现。如无上述并发症，有的病例常拖延日久造成治疗效果不理想。

突发性耳聋可在水痘、腮腺炎、麻疹、脑膜炎等传染性疾病后发生，尤其是腮腺炎，当腮腺炎病毒入侵机体后，经血液

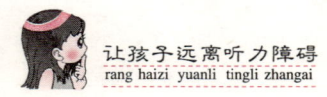

循环而直接入内耳,引起耳蜗血管纹的炎性改变,使淋巴系统受损,引起病毒性迷路炎,这就直接影响和破坏了耳蜗及前庭的功能,严重影响听力,造成神经性耳聋。所以,对儿童腮腺炎千万不能麻痹大意,要及早预防和治疗。

此病主要表现为:突然发生的耳鸣、耳聋和眩晕。耳聋一般在1～2天后达到高峰,单侧多见。可能会伴有恶心呕吐。听力检查可以查出中、重度神经性耳聋;前庭功能检查示前

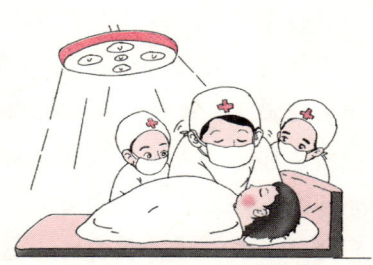

庭功能减退;甘油试验可呈阳性。此病要与药物中毒性耳聋、小儿良性阵发性眩晕、各种慢性中耳炎听力障碍、先天性中耳内耳畸形等相鉴别。如未能及时发现、及时治疗,拖延日久将造成不可逆的神经病理损害,导致终身失聪,对孩子来说,会给今后的学习和生活带来很大困难。此种病人一旦发现应马上开始系统治疗。治疗主要是静脉输液,给予扩血管、改善微循环、营养神经等药物,可辅助高压氧治疗,采取中西医结合的方案治疗效果较好。

三、怎样预防噪声导致的耳聋?

噪声性耳聋是由于长期处于噪声环境中所发生的一种进行缓慢的感音神经性耳聋。噪声(噪音)由许多不同频率和不同强度的杂乱声音组合而成,如工厂中机器的轰鸣,各种工具叮叮当当的撞击声,马路上人群的喧闹以及那些不成调子的汽车喇叭声等等。噪声可以导致听觉器官的损伤引起耳聋。噪声创

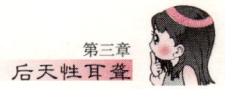

伤在现代社会中极为常见,已被认为是世界性七大公害之一,应该重视噪声导致的耳聋。

现在,许多儿童有更多机会暴露在过强的噪音之下而不自觉,例如电动游乐场、电脑游戏中心、KTV、酒廊以及随身听等,这些跟职业场所噪音的伤害,如工厂、建筑工地、射击打靶场等不同,是属于容易被忽略的噪音,该类噪音的防护也易被忽略。

噪音性耳聋的早期临床表现仅有高音调耳鸣,逐渐从间断性变为持续性。初期耳聋是可逆的,隔离噪音后多能恢复。早期损害听力在 3kHz~4kHz 的非语言区,故自己觉察不出,逐渐累及两端 6kHz~8kHz 和 2kHz~1kHz 的区域,便成为明显

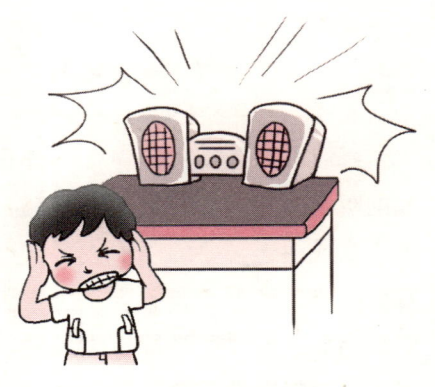

的不可逆性听力损伤。持续在噪音环境中工作,听力可持续下降,前 10 年损失较快,以后则发展缓慢,但很少全聋。

有些孩子初次接触噪音有以下不适感受,则易遭受噪音损伤:暴露在噪音环境中数小时即感头晕、头痛、耳痛、耳鸣和耳聋;出现周身不适,如疲倦、心情抑郁、失眠;发生心血管刺激反应(如心律不规则)、血压高、心电图 ST 段低平,以及血糖、胆固醇增高,肠胃蠕动加快,消化道溃疡等。

噪声性耳聋进展缓慢,在耳聋的初期很少有人自己能感到耳聋,而是在耳聋发展到晚期,直到听说话都感到困难时才发现自己耳朵聋了。对于噪声性耳聋,目前尚无有效治疗方法,

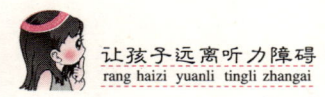

只有预防才能避免，应用扩张血管药、营养神经药及促进细胞代谢药可能有一定帮助。听力损伤严重者可选配助听器。为了预防噪声性耳聋，儿童应尽量减少暴露在噪声环境的时间，如少光顾电动游乐场、电脑游戏中心、KTV、酒廊等场所；少使用随身听。如果孩子感觉有如蝉鸣样的双耳高调耳鸣时，往往就是耳聋开始的信号，要及时到医院检查，争取早发现、早处理，避免听力进一步下降。

四、怎样避免爆震性耳聋的发生？

爆震性耳聋又称噪声性耳外伤，是指突然发生巨大声响引起的听觉器官急性损伤，如爆破、放炮、爆炸试验等，由于防护不当或缺乏必要的防护设备，可因冲击波气浪作用于听觉器官，造成急性严重外伤，发生鼓膜破裂，中耳听骨损坏，内耳组织出血。受震后当即感觉到双耳失听、剧烈耳鸣与耳痛等症状者即为爆震性耳聋。爆震性耳聋患者可伴有眩晕、呕吐等脑震荡症状。经听力检查后可发现有严重的听力障碍，甚至听力完全丧失。爆震性耳聋轻者可部分恢复听力，重者可致永久性耳聋。

五、鞭炮对听力的损害值得重视

据调查，我国乡村男性儿童的高频听力明显较差，经专家分析，发现这些儿童几乎没有任何机会接触到工业噪声和其他强噪声，造成这种状况的原因极有可能与燃放鞭炮有关，因为这些高频听力丧失严重的儿童大部分都有过强的鞭炮噪声接

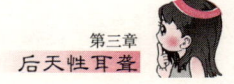

触史。

调查中发现,在乡村,逢年过节、婚丧嫁娶或开工典礼等,人们都喜欢用放鞭炮的方式祈求好运。往往成年男性和小孩子更喜欢手持燃放的方式。对小孩子来说,由于胳膊短造成鞭炮与耳朵

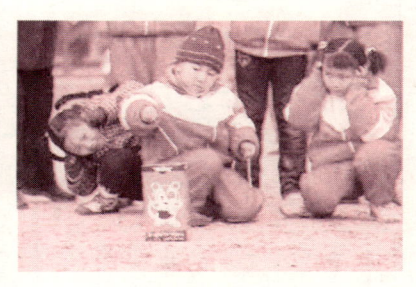

的距离很近,这样实在是非常有害的。鞭炮的高峰强噪音来得十分迅猛,常在1毫秒内,所以人们的耳朵没有机会对此作出反应,更何况是数百数千个密集的针状脉冲声。所以,专家建议:儿童燃放鞭炮应离10米以外,而且应当捂住耳朵。

人从出生时耳就极具灵敏性,这种高度的灵敏性必须得到有效的保护,否则越灵敏就越容易受损伤,特别是儿童,如果听力受损将影响一生。

即使只有一次近距离放鞭炮,也有可能造成终身的听觉损害。在乡村中,成捆的鞭炮常常会被放在几个不同地点同时点燃,一串当中便包含了150响、500响、1000响的多个鞭炮,每个都能产生一个针状脉冲,平均响度已超过了人耳所能承受的90分贝。

调查发现,无论是边远地区还是城市,男孩更喜欢接触和燃放鞭炮,而女孩则很少亲自燃放鞭炮,即使看热闹也往往远离鞭炮,或者是自觉地用手堵住外耳道口,脉冲声到达其耳时也就基本减到了无害程度,因而女童的听力明显优于男童,听觉损害较轻较少。只要注意自我保护,与燃放的鞭炮保持10米以上的安全距离,就可以避免鞭炮产生的脉冲声对听觉的损害。

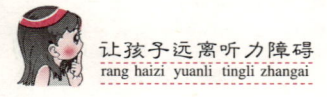

古德里克（J. Goodricke）

英国天文学家，1764年9月17日，生于荷兰格罗宁根。幼年时一场突然降临的大病使他变得又聋又哑，但他不向命运低头，8岁时求学于英国苏格兰爱丁堡一所聋哑学校，14岁进入英格兰沃灵顿学院，克服生理缺陷带来的困难取得了优异的成绩。这位聋哑人是狂热的天文爱好者，也是一位热衷于观测变星的非专职天文学家。他最出色的一项成就是对魔星光变周期的观测。他在不足22周岁时就被推选为英国皇家学会会员。当他在变星研究领域接连不断地取得成果时，死神向他伸出了罪恶的手，在当选为英国皇家学会会员仅仅两个星期后的一天，即1786年4月20日，他就长眠在绿草下了。虽然他的一生既坎坷又短暂，然而他的不朽贡献已使他名垂青史，他是天文学发展史上变星和天体光度测量的先驱。

第四章
早期发现孩子耳聋

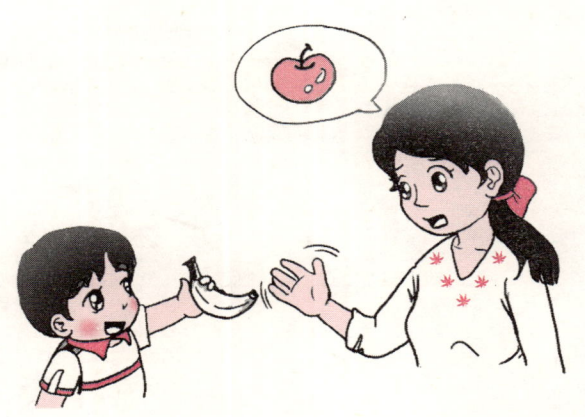

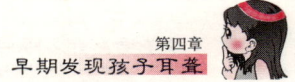

第四章 早期发现孩子耳聋

耳聋给孩子带来的不仅仅是生理方面的障碍，而且还有心理方面的影响，早期发现孩子耳聋并采取适当的康复措施，是保证孩子身心健康发展的重要前提。

在这里提一下"三早"："一早"即孩子耳聋发现得越早越好；"二早"即早期配戴助听器或做人工耳蜗手术及进行其他治疗；"三早"即早期进行听力语言训练。只要遵守"三早"原则，聋儿早期康复的希望就大，效果就好。

孩子如果听力发生了问题，时间长了就会影响其语言、智力和心理等方面的发育。家长和老师若能早期发现孩子的听力问题，并及时采取有效措施，如临床治疗、验配助听器或进行语言训练等，可以有效地避免孩子在语言、智力和心理等方面的发育不良。

孩子出生以后，家长通常只注意外在器官的发育情况，对外观上无法看到的听觉能力容易忽视。早期发现儿童听力异常并采取相应的对策，是听觉言语康复的关键。因此，在日常生活中，家长应有意识地注意观察儿童与听觉相关的一些动作行为，及时发现一切可疑的听力障碍的蛛丝马迹。

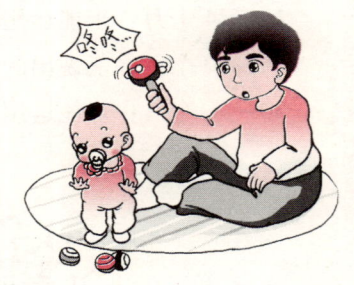

由于孩子的年龄小，不会表述，对于其听力障碍的早期症状，成年人很不容易发现。但是，如果听力真的出现了问题，也会表现出一些特殊的信号，家长或教师如细心观察还是可以发现的。

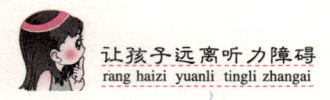

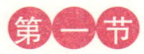

0~3岁小儿听力减弱的早期表现

1~3个月：对突然而来的巨响毫无反应。

3~6个月：不会寻找或望向声源。

6~9个月：不会望向讲话中被提及的人或物体。

9~12个月：不懂得跟从一个动作的话语指示，例如"把球拿给我"等。

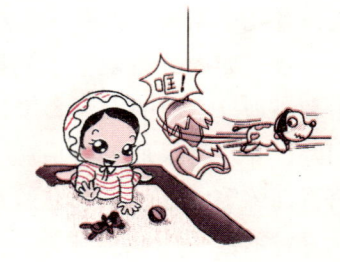

12~15个月：未能说出第一个单字，例如爸、妈、灯、车。

15~18个月：对妈妈在邻房的呼唤无动于衷。

18~24个月：未能运用两个字的短句。

24~30个月：能说出的字少于100个。

30~36个月：未能运用4~5个字的句子。

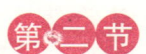

3岁以上儿童听力减弱的早期表现

凡出现下述现象，即可认为是听力障碍的信号。换句话说，就是用下述简单的"测听法"，可以大致掌握孩子的听力状况。如果发现情况可疑，应及时到医院或听力康复机构检查。总之，只要家长在平时照料自己的孩子时，注意观察与听觉有关的行为，及早发现儿童听力异常的蛛丝马迹并非很难。如听力有障碍，应及时（越早越好）选配适宜的助听设备（如助听器或电子耳蜗），并进行康复训练，这是因为听觉语言康复平均在27月龄开始进行效果最佳。因此，每一位家长对孩子听力发育状况的仔细观察都是"重任在肩"。

（1）与孩子交谈时，孩子经常会问"什么"或"你再说一遍"，或者表现出没有听清的状态。

（2）孩子与人交谈时，有眼睛紧盯着讲话人的嘴的习惯，这是耳聋人特有的一种"读唇"的表现。

（3）在呼唤孩子时，孩子无反应或反应迟钝，而且孩子对声源的位置判别能力很差。如果在孩子的右方喊他时，他不能准确地把头或身子转向呼唤人的位置，而是转向相反的左方或者其他的什么方向。

（4）发音不准确，讲话不清楚，韵母音很重，家长常误认为孩子是在发音器官上出了问题。孩子的发音不准确，讲话不清楚，实际上是感音神经性耳聋的一种特有的表现。

（5）看电视或听收音机时，离电视或收音机的距离很近，或喜欢将电视机和收音机的声音开得很大。

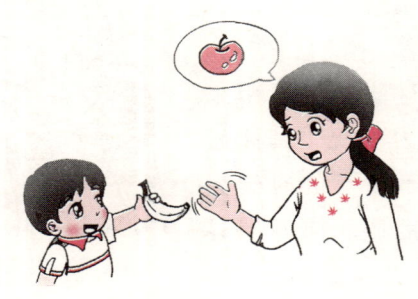

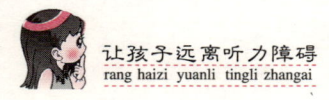

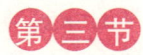

请粗测一下年龄稍大孩子的听力

现在,有很多种方法能够粗测孩子的听力。粗测时要注意的是,不能让孩子看到你在发声时所做的动作,比如拍手时的动作,说话时嘴唇的动作。还要注意,不能让孩子感到声音导致的空气流动或地板、墙板的震动。

1. 与同龄孩子相比较

最简单的方法是,与年龄相仿的正常孩子的情况相比较,确定自己的孩子是否有听力问题。比如,在门外敲门或按门铃的时候,别的孩子都能够听到,而这个孩子却听不到,说明他可能耳聋。如果这个孩子在大多数类似的场合对声音都没有反应或反应得不好,则几乎可以肯定他有听力问题。

2. 用声音检查孩子的反应

生活中能够发出声响的物品(发声物)有很多,比如手机铃声、闹钟、乐器、哨子、收音机、电视机、录音机、MP3等。人能够"制造"的声音也很多,比如说话、喊叫、敲门、敲桌子等等。这些都可以用来检查孩子的听力状况。具体做法是,在孩子不注意的时候突然叫他,他有眨眼、向四周寻找的动作或作出一定反应时,

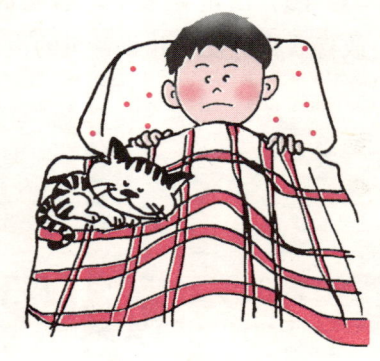

说明他听到了。但是，如果孩子没有作出反应，不一定说明他没有听到。因为，也许他不知道应该作出反应，或者不知道如何作出反应。此时，应在要求他注意的同时，教会他作出相应的反应。比如，在他背后叫他时，他马上回头，以此来确定他能否听到声音。

发现孩子听力障碍应该怎么办？

通过粗测，如果发现孩子的听力和正常孩子不同，就应该立即到医院或有关机构进一步确诊。

确诊耳聋，需去专业的机构，比如到省市级医院或类似级别的正规医院进行检查。在去医院之前，您应该仔细回想一下与孩子耳聋有关的所有问题。比如：家族中是否有聋人；母亲怀孕时是否生过病，是否难产；孩子出生后是否发烧，生病时用过何种药物；孩子出生前后是否有外伤史，是否有煤气中毒史；孩子以往对声音的敏感性怎么样（听到大声吵闹也不惊醒，或大声放炮也醒不了）；是否正在学说话时停止了学说话；是否不如别的孩子反应快等等。这些病史，在孩子就诊时可帮助医生作出诊断。

一般说来，耳聋程度越轻，对孩子的不良影响越小，就越容易被忽视；耳聋程度越重，对孩子的不良影响越大，就越容易被发现，也越能及早处理。无论耳聋严重到何种程度，都有康复的可能。所以，您千万不要因为孩子耳聋严重一些就不抱希望，放弃治疗，以致失去早期干预和治疗的时机。另外，即

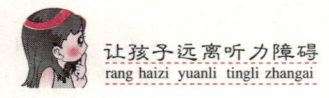

使医生告诉您,您的孩子是全聋——全聋是指听力损失超过90分贝,或者他所用的测试仪器发出最大声音时孩子没有反应的情况,此时您的孩子也不一定没有残余听力,不一定一点声音都听不见。

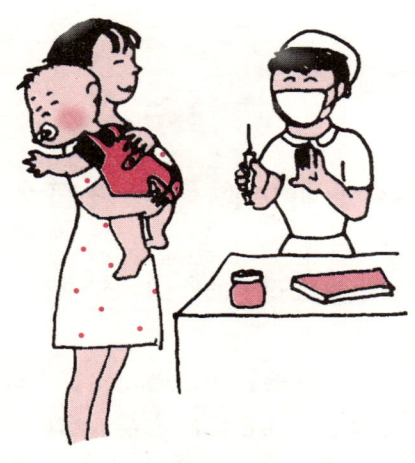

海伦·凯勒

海伦·凯勒(1880年6月27日~1968年6月1日)是美国一位残障教育家。她在19个月大时因为一次高烧而导致失明及失聪。后来由于她与她的导师安·沙利文(Anne Sullivan)的共同努力,使她学会了说话,并开始和其他人沟通。她毕业于哈佛大学,在大学期间,写了《我生命的故事》,讲述她如何战胜病残,给成千上万的残疾人和正常人带来了鼓舞。这本书被译成50多种文字,在世界各国流传。她又写了许多文字和几部自传体小说,在60多年中她共写下了14部著作,表明黑暗与寂静并不存在。后来凯勒成了卓越的社会改革家，到美国各地，到欧洲、亚洲发表演说，为盲人、聋哑人筹集资金。二战期间，她曾访问多所医院，慰问失明士兵。她的精神受人崇敬，1964年她被授与美国公民最高荣誉——总统自由勋章，次年又被推选为世界十名杰出妇女之一。因为她坚强的意志和卓越的贡献感动了全世界，她死后，各地人民都开展了纪念她的活动。

假如给我三天光明（节选）

（美）海伦·凯勒

我们谁都知道自己难免一死。但是这一天的到来，似乎遥遥无期。当然，人们要是健康无恙，谁又会想到它，谁又会整日惦记着它。于是便饱食终日，无所事事。

有时我想，要是人们把活着的每一天都看作是生命的最后一天，那该有多好啊！这就更能显出生命的价值。如果认为岁月还相当漫长，我们的每一天就不会过得那样有意义、有朝气，那样充满热情。

我们对待生命如此怠倦。在对待自己的各种天赋及使用自己的器官上，又何尝不是如此？只有那些盲了的人才更加珍惜光明。那些成年后失明、失聪的人就更是如此。

然而，那些耳聪目明的人却从来不好好地利用他们的这些天赋。他们视而不见、充耳不闻，无任何鉴赏之心。事情注注就是这样，一旦失去了的东西，人们才会留恋它。人们得了病才想到健康的幸福。

如果让每个人在他成人后的某个阶段瞎上几天、聋上几

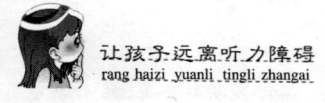

天，黑暗将使他们更加珍惜光明；寂静将教会他们真正领略喧哗的欢乐……

请你思考一下这个问题：假如你只有三天的光明，你将如何使用你的眼睛？想到三天后，太阳再也不会在你的眼前升起，你又将如何度过你那宝贵的三日？你又会让你的眼睛停留在何处？

第五章
听力测试

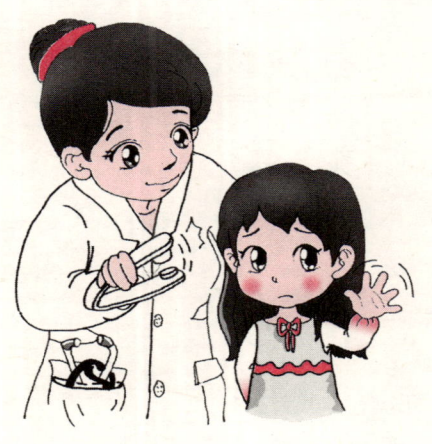

第一节

化难为易——常用听力学术语解析

家长朋友们在为孩子做一些听力学检查时，经常可以发现许多听力学专业术语令人费解，进而影响对孩子听力程度的理解。下面，就为大家简明扼要地介绍一些。

一、什么是"dB"？

家长朋友经常可以看到：孩子的听力检测结果达到"××dB [/COLOR]"，家长们会彼此加以比较。实际上在声学中，"dB"所代表的声音强度是不一样的，因此对这一符号加以简要说明：

1. 表示声音强度大小的单位——分贝（dB）

在物理声学上，它是以测量点的声压 P 除以基准声压 Pr，然后通过对数计算得出的：

dB SPL [/COLOR] = 20·lg（P/Pr）

2. 声压级（sound pressure level）——"SPL"

这一参数也是国家计量部门用来校准各种听力仪器的基准值。如用常规的测听耳机测试时，纯音听力计必须要输出 7.5dB SPL，才能使 1000Hz 的纯音信号达到 0dB HL（IEC318 标准），因篇幅关系，在此不一一列举其他频率的基准值。

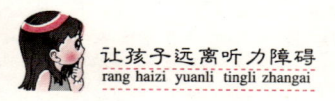

3. 没有标注其他参数的"dB"——通常代表用纯音刺激测出的结果

因为目前有国家标准的听力检测用声信号只有纯音（pure tone），它具有频率特性，如1000Hz的纯音就是每秒振荡1000次的正弦波，常用的频率有125Hz、250Hz、500Hz、1000Hz、2000Hz、3000Hz、4000Hz、6000Hz、8000Hz等。

纯音被广泛应用于纯音（电）测听、声导抗、耳声发射、多频稳态等听力检测仪器，纯音的声强用"dB HL [/COLOR]"表示，"HL"的意思是听力级（Hearing Level），可以省略不写，直接表示为"××dB"。

配戴助听器的孩子经常要利用纯音测听仪测试香蕉图，家长们看到检测报告中的"dB"，就代表了孩子配戴助听器后能够听到声音的最小刺激量。

4. 听觉脑干诱发电位（ABR）的测试结果所标注的"dB"——并非孩子的听阈

多数聋儿家长常直接将听觉脑干诱发电位（ABR）的测试结果所标注的"dB"当成是孩子的听阈，其实不然。

因为用纯音信号刺激是检测不出清晰的ABR反应的，于是我们采用了另一种声学信号——短声（click）进行刺激。

短声是一种频谱较宽的短时程信号，它的频谱能量较多集中在4000Hz左右，因此ABR的测试结果仅仅能够代表患者高频的听力损失情况，对于低频部分的听阈，ABR无法评估。

所以，有些家长会认为医生测得不准，明明被告知在最大强度刺激下，孩子双耳都没有反应，为什么在家时孩子对关门等声音有反应呢？这可能是孩子的低频听力尚有保留。这是ABR自身存在的不足，也是需要进一步检查多频稳态（ASSR）

的原因所在。

为了和纯音测试的结果相区别,ABR 测出的反应阈值用"dB nHL [/COLOR]"或"dB SL [/COLOR]"表示。"nHL"的意思是正常听力级(normal hearing level),"SL"的意思是感觉级(sense level)。

5. 各种刺激声不同,"dB"代表的声音强度级别不同

这么多分贝的参数,有没有相互之间换算的方法呢?答案是肯定的,除了前面提到的 0dB HL = 7.5dB SPL(1kHz 纯音)之外,还有最重要的,那就是各家医院选购的 ABR 设备不一,短声的最大输出强度也不同,最大的可以达到 140dB SPL(相当于 110dB nHL),那么 SPL 与 nHL 之间的换算为:

0dB nHL = 28.7dB SPL(短声,近似于 30dB SPL)

这样,大家就不难理解,如果 ABR 的测试结果仅仅是写了个"90dB",我们就不清楚孩子的高频听阈到底是达到 90dB SPL 还是 nHL?因为如果是 nHL,孩子的听阈应该是 120dB SPL。

二、什么是声音的频率?

家长朋友在看听力结果时,会经常发现"频率"这个词。那么什么是声音的频率呢?

听觉是人们的主观感觉,听到的声音实际是物体振动后引起的声波。不同的物体振动产生的声波不同,其重要原因之一是振动频率不同。

频率是指物体每秒钟振动的次数,其单位用赫兹(Hz)来表示。例如:鼓的声音主频约在 250~500 Hz(即每秒振动 250~

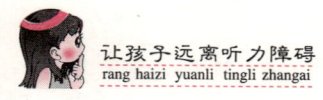

500次），属于低频；双音响筒的声音主频约在 1000~2000 Hz，属于中频；哨子的声音主频约在 3000~4000 Hz，属于高频。

三、什么是声音的强度？

声音的强度取决于声波振动幅度的大小，振幅越大，强度越大，振幅越小，强度越小。

声音强度的单位一般用分贝（dB）表示。例如：在夜深人静时，树叶的碰撞声、动物的呼吸声大约为 20 dB 声压级；两人正常谈话声约为 60dB 声压级；大声喊叫约为 85 dB 声压级；汽车鸣喇叭、火车通过声约为 100dB 声压级；飞机起飞的声音约为 120 dB 声压级。

四、什么叫听阈、痛阈和听觉区域？

人的耳朵对不同频率声音的敏感性不同，其中对中频声音（1000Hz）最敏感，高频声音次之，对低频声音的敏感性最差。

1. 什么是听阈？

刚刚能引起人耳听觉反应的最小声音刺激量称为听阈。

听阈曲线：将各频率的听阈以线段连接，形成听阈曲线。

2. 什么是痛阈？

若继续增加声音刺激强度，刚刚能引起人耳不适或疼痛的最小刺激量，称为痛阈。

痛阈曲线：将各频率的痛阈以线段连接，形成痛阈曲线。

3. 听觉区域指哪些范围？

听阈曲线和痛阈曲线之间的范围，称为听觉区域。

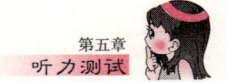

五、请了解言语频率

人的耳朵能听到的声波范围约在 20 Hz~20000 Hz 之间。低于 20 Hz 的声波称为次声波，高于 20000Hz 的声波称为超声波。次声波和超声波人耳都不能听到。

500 Hz、1000 Hz、2000 Hz 三个频率是人们言语交往的主要频率，故称为言语频率。

聋儿配戴助听器后，如果只有在 500 Hz、1000 Hz、2000Hz 三个频率获得听力补偿，聋儿可听懂约 70% 的言语声。若 250 Hz、3000 Hz、4000 Hz 范围的听力损失也得到补偿，则能听懂约 90% 左右的言语声。可见，这三个频率对人们的言语交往也至关重要。

六、平均听力损失是如何计算的？

平均听力损失的计算方法是将被测试者的 500 Hz、1000 Hz、2000 Hz 的平均听力损失分贝数之和除以 3。

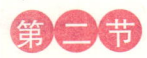

轻重有度——耳聋程度的分级及与疾病的关系

耳聋是听觉功能障碍的表现。轻者称重听或听力减退，重者或完全丧失听力称耳聋或全聋。由于对重听与耳聋难以明确区别，常统称为耳聋。发现孩子耳聋了，家长们最关心的事就

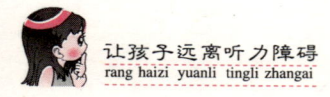

是弄清楚孩子耳聋的程度。只有弄清楚了耳聋的程度,才能决定孩子下一步该如何去治疗。前面我们提到了耳聋的分级,根据国际标准,听力损失分为轻度、中度、中重度、重度、极重度五种程度。

轻度的听力损失:对细小的声音难以分辨,如树林中的风吹声。

中度的听力损失:在日常语言交流中有听觉上的困难,与人交谈中感到模糊不清,说话打岔,有时需借助于助听器的帮助。

中重度听力损失:对于较大的谈话声、汽车发动声感到模糊,常常需要助听器的帮助。

重度听力损失:对于叫喊声及洪亮的声音,如汽车喇叭声、敲鼓声才有反应,需要助听器帮助或人工耳蜗手术来解决。

极重度听力损失:通常难以感觉声音的存在。

就诊时,医生在诊断耳聋时,将其分为传导性、感音性和混合性三类。

(一)传导性耳聋

病变在外耳或中耳,声波传入内耳受到障碍。传导性聋听力损失一般不超过60dB,因大于60dB的声音可经颅骨直接传入内耳。传导性耳聋常见于:

(1)外耳道堵塞、病变:如外耳道肿瘤、盯聍栓塞、异物堵塞或耳道闭索等。堵塞达外耳道管腔的2/3时才影响听力。超过上述限度时则管腔越小听力减退越明显。幼儿双外耳道闭锁与耳郭畸形同时存在,常影响语言的学习。

(2)中耳发育不良:发育不良仅仅涉及中耳者以听骨链中

断或畸形居多。单侧病变并不影响患儿学习语言，听力减退的特点为进行性，无耳鸣，骨导正常，气导损失介于45～55dB之间，各频率听力之间的差异极小，听力图（听力曲线）呈平坦型。

(3) 中耳炎症性疾病：在化脓性中耳炎仅为鼓膜穿孔所引起的听力损失一般较少见。接近锤骨柄的穿孔对听力的影响要比其他部位穿孔明显，穿孔面积的大小比部位更为重要。穿孔占鼓膜面积20%者，1000Hz听力减低约20dB。穿孔占鼓膜面积40%者，1000Hz听力减低约30dB。穿孔占鼓膜面积100%者，1000Hz听力减低约45dB。若伴听骨链损伤，则听力损失比单纯鼓膜穿孔者严重。镫骨上部结构缺失听力则更差。

(4) 中耳非炎症性疾病：常见于咽鼓管阻塞的分泌性中耳炎。病程初期仅有低频气导下降，当鼓室内积液时，各频率的听力均可减退。

(5) 其他：如产伤、外伤引起的鼓膜外伤、听骨链损伤、颞骨骨折，还有家族性的耳硬化症，其特点是缓慢的进行性的听力减退和耳鸣，常为一侧耳。

(二) 感音性耳聋

感音性耳聋又称感音神经性聋，病变在耳蜗听神经或听觉中枢。多数患者以高频听力减退为主，然后听力损失逐渐向中、高频扩展。感音性聋如继续发展，听力损失程度可比传导性聋严重，甚至可致全聋，如先天性内耳畸形、各种感染、药物中毒、突发性聋。噪音性聋是以4000Hz的听力首先下降为特点。自身免疫性感音性聋听力下降特点呈进行性波动性，可伴有耳鸣、眩晕，病程为数周、数月，也可能更长。

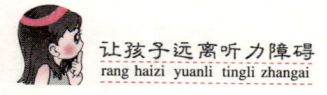

（三）混合性耳聋

此为传音系统与感音系统均受损害，骨导与气导的听力同时损失，如脓性毒素导致的耳蜗内损伤。

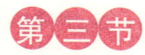

条分缕析——常用听力测验法

婴幼儿早期是学习语言的关键时期，此时即使是轻度听觉功能障碍也可导致小儿心理和行为与交往上的缺陷。因此，早期确定有无听力损失，从而早期进行相应处理或听力语言康复，可最大限度地减少因听力损失造成的残疾。

如果通过仔细观察，发现孩子的听力可能有问题，就一定要带孩子到医院就诊，以便对孩子的听力状况进行全面的了解。这时，人们会发现，听力学专家会让孩子做一系列的听力学专科检查，而这些检查又是人们所完全陌生的，即使当时听了专家的解释，大多数家长还是感到很困惑，所以下面将逐条详细解释、分析。

严格地讲，儿童听力检查是一个涉及听力学、儿科学、神经科学、心理学、言语和语言学、声学、心理声学、影像学和医学工程学等学科的广泛范畴。如果怀疑孩子有听力损失，或孩子的耳朵有外观与医学上的问题，就要做听力测试。任何年龄的儿童（甚至新生儿）都可以做听力检查。根据儿童的年龄和发育程度，可以选择不同的听力测试方法。听力测试不会让孩子有任何的身体不适感。

听力检查是诊断听觉系统疾病的一种方法。通过观察声音对人耳刺激引起的反应，了解人的听觉功能状况，进而对听觉系统疾病作出病因和定位诊断。

听力检查的目的是了解听力损失的程度、性质及病变的部位。检查方法甚多：一类是观察患者对声刺激的主观判断后作出的反应，称主观测听法，如耳语检查、秒表检查、音叉检查、听力计检查等，但此法常因患者年龄过小、精神心理状态失常等多方面因素而影响测听结果。另一类是不需要患者对声刺激作出主观判断反应，可以客观地测定听力情况，称客观测听法，其结果较精确可靠，有以下几种：①通过观察声刺激引起的非条件反射来了解听力（如瞬目、转头、肢体活动等）。②通过建立条件反射或习惯反应来检查听力（如皮肤电阻测听、西洋镜测听等）。③利用生物物理学方法检查听力（如声阻抗－导纳测听）。④利用神经生物学方法检查听力（如耳蜗电图、听性脑干反应）。

常用的听力测验方法有以下几种。

一、群体体检初步筛查——语音试验与表试验

（一）语音试验

这是一种简单易行且有实用价值的方法，可测试一般听力情况，但不能鉴别耳聋性质，适用于集体检查。

在长于6m以上的安静环境中进行，在地面上画出距离标志，患者立于距检查者6m处，但身体不能距墙壁太近，以免产生声音干扰。受检耳朝向检查者，另一耳用油棉球或手指堵塞并闭眼，以免看到检查者的口唇动作而影响检查的准确性。检查者利用气

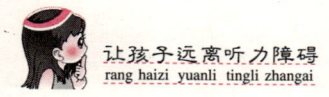

道内的残留空气先发出 1~2 个音节的单词，嘱患者重复说出听到的单词。应注意每次发音力量应一致，单词通俗易懂，高低音相互并用，发音准确、清晰。正常听力者耳语可在 6m 距离处听到；如缩短至 4m 才能听到，表示轻度耳聋；1m 才能听到为中度耳聋；短于 1m 才能听到则为严重的以至完全性耳聋。记录时以 6m 为分母，测得结果为分子，如记录为 6/6、4/6、1/6。

（二）表试验

这是一种古老的简便听力测试法。一般以不大于 1m 距离能听到秒表声为佳。预先测定好正常耳刚能听到此表声的平均距离，作为标准听距。

患者坐位、闭目，用手指塞紧非检查侧的耳道口；检查者立于患者身后，先使患者熟悉检查用的表声后，将秒表于外耳道平面直线上，由远而近反复测验其刚能听到表声时离耳的距离。记录方法以受检耳听距（cm）/该表标准听距（cm）表示，如 100cm/100cm、50cm/100cm。

二、反映实际应用听力——言语测听法

（一）悄悄话——耳语法

耳语发声是用呼气后的余气发日常用语，听力正常耳能听 5 米（5m）距离，在有听力障碍时则能听的距离缩短。

（二）先进的言语测听法

有些病人的纯音听力较好，却听不懂语意。在这种情况时，

纯音听力图并不足以反映病人的听功能状况，而需用言语测听法来判定。

言语测听法是用专门编制的测听词表发出声音或用录声磁带放声与听力计相结合的测试法。系指语声的强弱可由听力计的听力级衰减器任意调节，从而测出受检耳的言语接受阈和言语识别率，反映出受检耳的听功能特点。

言语听力图用来检查患耳的言语接受阈和言语识别率。言语接受阈为能听懂一半测试语音时的声音强度（dB）；言语识别率为对测听词表中的语音能正确听清的百分率（%）。按不同声强级所能听懂的百分率（%）绘成曲线，即成言语听力图。在蜗后（听神经）病变时，纯音听力虽较好，言语识别率却极低。（图5-3-1）

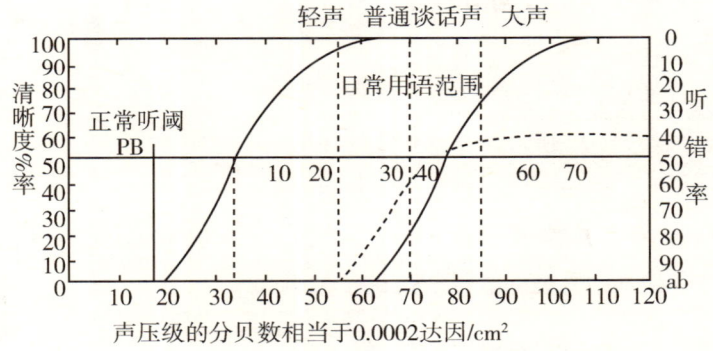

图5-3-1　言语听力图

三、鉴别耳聋的常用方法——音叉试验

音叉试验是鉴别耳聋性质最常用的方法。当环境中有声音

存在时，人耳对特定声音的感受能力将有所降低，即对该特定声音的听阈值将提高。因此，正常耳由于环境噪声的掩蔽，骨导听力反而不及有传音障碍的聋耳。这在判定耳聋性质——传导性还是感音神经性有重要价值。

音叉由钢或铝合金制成，略如"Y"形状。常用C调倍频程五支一组的音叉，它的振动频率分别为 128Hz、256Hz、512Hz、1024Hz 和 2048Hz。检查时注意：①应击动音叉臂的上 1/3 处。②敲击力量应一致，不可用力过猛或敲击台桌硬物，以免产生泛音。③检查气导时应使振动的音叉上 1/3 的双臂平面与外耳道纵轴一致，并同外耳道口同高，距外耳道口约 1cm 左右。④检查骨导时则把柄底置于颅面。⑤振动的音叉不可触及周围任何物体。

音叉试验分气导和骨导两种：气导试验是将击响的音叉放在受检耳的外耳道口，通过空气传声，并借助于中耳的生理功能将声音放大；骨导试验是将击响的音叉以其柄端放在受检耳的乳突部。（图5-3-2）

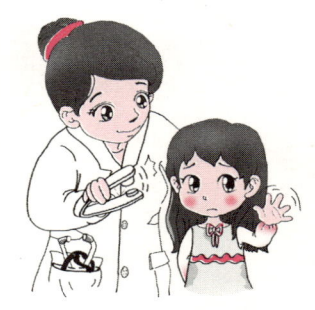

图5-3-2 音叉试验

（一）常见的音叉试验方法与结果

1. 气骨导差试验（林纳试验，Rinne test，RT）

同一耳的气导与骨导对比试验可用于3岁以上能配合检查的儿童。如气传导时间＞骨传导时间，为林纳试验阳性（R+）；反之，如骨传导时间＞气传导时间，为林纳试验阴性（R-）。正常耳和感音神经性聋为阳性，传导性聋为阴性。

(图 5-3-3)

正常人气传导比骨传导时间长 1~2 倍，为林纳试验阳性。传导性聋因气传导障碍，则骨传导比气传导时间长，为林纳试验阴性。感音神经性聋气传导及骨传导时间均较正常时间短，且听到的声音亦弱，故为林纳试验短阳性。气传导与骨传导时间相等者（AC = BC，RT "±"）也属传导性聋。

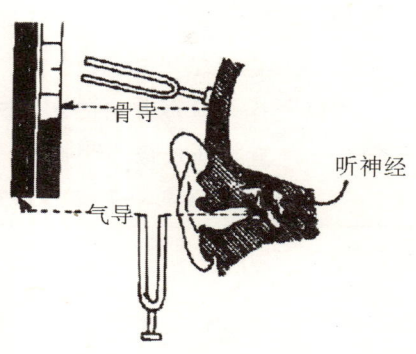

图 5-3-3 林纳试验

如为一侧重度感音神经性聋，气传导和骨传导的声音皆不能听到，患者的骨传导基本消失，但振动的声波可通过颅骨传导至对侧健耳感音，以致骨传导较气传导时间为长，称为林纳试验假阴性。

2. 骨导偏向试验（韦伯试验，Weber test，WT）

此即骨传导偏向试验。将击响的音叉柄端置于受检者头顶或前额部正中，在感音神经性聋时，则骨传导偏向听力较好的一耳；如为传导性聋，则骨传导偏向患侧。如两耳听力正常，或两耳听力损害性质相同、程度相等，则骨传导无偏向。（图 5-3-4）

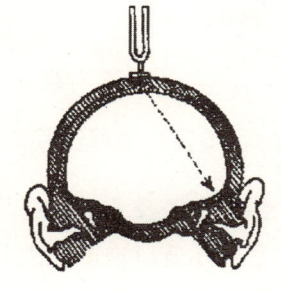

图 5-3-4 韦伯试验

3. 骨导对比试验（施瓦巴赫试验，Schwatach test，ST）

此为受检耳与正常耳的骨传导对比试验。

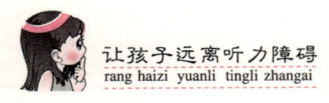

如受检耳听到的骨传导音时间比正常耳为短,示有感音神经性聋;如听到的时间比正常耳为长,示受检耳为传导性聋。

4. 教你进行结果判定

用以上音叉检查方法测定听力,其结果应结合临床进行全面分析,才能判断耳聋的性质。(表5-1)

表5-1 音叉检查结果的判断

试验方法	听力正常	传导性聋	感音神经性聋	混合性聋
林纳试验(RT)	气导>骨导(+)	气导<骨导(-) 气导=骨导(±)	气导>骨导(均短于正常为短+)	(+)、(-)或(±)
韦伯试验(WT)	正中(=)	偏向患耳或较重耳	偏向健耳或较轻耳	不定
施瓦巴替试验(ST)	正常(相等)	延长(+)	缩短(-)	缩短(-)

(二)堵耳试验(宾氏试验,Bing test,BT)

先用音叉试受检耳的气导,在听不到声音时立即用手指堵塞外耳道口,造成人为的传音障碍,若此时声音再现,示该耳听力正常或只是轻度感音神经性聋;若该耳本来即有传导性聋,则堵耳将对之不发生影响。

(三)盖莱试验(Gelle test,GT)

此法检测耳的镫骨能否活动。将击响的音叉放在受检耳的乳突部,并用咽鼓管吹张球或鼓气耳镜向耳道内加压,如镫骨可活动,加压时可使镫骨运动受限,骨传导音将变弱,压力恢复常态时声音又复原,为盖莱试验阳性(Gelle+)。若镫骨本来即已固定，则加压对之将无影响，则为阴性（Gelle-）。

四、使用听力计了解听力

听力计有多种，各种测听法也因所用听力计的品种不同而采用相应的命名。

现代听力计是以正常青年人的气导平均听阈声压级分贝定为0分贝，故用听力计测出的听阈，即与正常耳相比损失的听力，其计量为听力级分贝。

按一定的操作规程测出两耳的气导听阈及骨导听阈，在专用听力表上绘制出听力图，则耳聋性质和听力损失程度一目了然。根据听力图形和两耳听力是否对称，还可推断某些致聋病因。

应用纯音听力计的固有或附加装置可加做一些特殊试验，如双耳交替响度平衡试验、短增量敏感指数试验、音衰变试验等，可借以推断听觉系统的神经损害是在耳蜗还是在蜗后。

（一）纯音测听——教您看懂听力图

纯音听力计检查法为听觉功能检查中测定耳聋性质及程度的比较准确而常用的方法。

纯音听力计是利用电声学原理，通过电子振荡装置和放大线路产生各种不同频率和不同强度的纯音，经过耳机传输给受检者，以分别测试各频率的听阈强度，可为耳聋的定性、定量和定位诊断提供依据。声强以分贝（dB）表示。

听力计以正常人的平均听阈为标准零级，用纯音听力计测出的纯音听阈均值为听力级（hear level，HL）。听力减退时需增加声音强度方能听到声音，所增加的强度即为听力损失的程度。

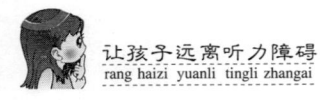

做这个测试之前，患者要戴上耳机，坐在一个声场里，周围的环境噪声减到最低程度。听力师用一台会发出不同频率和不同响度纯音的设备开始做测试。从某一只耳朵开始，听一系列的声音，让被试者在听到以后作出反应。音调的响度慢慢降低，直到被试者最后听不见。临界值就叫"听阈"。听力图就是从 250Hz 到 8000Hz 上被试者的听阈值的连线。250Hz 到 8000Hz 频率范围也是人类语言的最宽范围。

听力图是个很有效的工具，它能对听力损失进行评估，听力学专家根据听力图为被试者选配最合适的助听器。聋儿家长最好向听力学专家要一份听力图，并保留孩子的听力检查报告，定期跟踪听力损失的变化情况。

1. 纯音听阈测试

（1）测试方法：纯音听阈测试包括气导和骨导测试。气导测试先从 1kHz 开始，病人听到声音后，每 5dB 一档地逐档下降，直至听不到声音为止，然后再逐档增加声强（每档升 5dB），如此反复测试，直至测到确切听阈为止。再以同样方法依次测试其他频率的听阈。检查时应注意用间断音，以免发生听觉疲劳。骨导测试的操作方法与气导测试相同。

如两耳气导听阈相差 40dB 以上，则须在测较差耳时，于较佳耳加噪声进行掩蔽，以免患者误将从较佳耳经颅骨传来的声音当成较差耳听到的声音。如两耳骨导听阈不同，在查较差耳的骨导听阈时，较佳耳更应加噪声掩蔽。

（2）看懂听力图：听力图就像一幅显示人的听能力的地图，告诉人们所能听见的频率，或者叫音调，以及在每个频率上能够听见的声音强度，或者说是响度。频率的单位是赫兹（Hz），强度的单位是分贝（dB）。

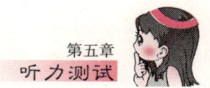

- 竖轴（Y轴）代表的是声音强度——声音是轻还是响。测听范围从听力图的顶端开始，顶端代表最轻的声音强度，单位是分贝（dB）。
- 横轴（X轴）代表的是频率，从左到右代表频率由低到高，它的单位是赫兹（Hz）。
- 听力图最上面的阴影区域代表正常听力范围。
- 听力损失：测试结果若在阴影部分以下 20～30 分贝，那么意味着听力已经有损失了。测试结果后的曲线越低，说明听力损失越严重。
- 左耳的听阈值用"X"表示（通常为蓝色）；右耳的听阈值用"O"表示（通常为红色）。

（3）耳聋性质不同，在听力图上有不同的表现：最重要的范围在 500～2000Hz 之间，称人的语音范围。听力损失程度一般以 500Hz、1000Hz 及 2000Hz 的平均听阈来估计。

1）传导性聋：骨导曲线正常或接近正常，气导曲线听力损失在 30～60dB 之间，一般低频听力损失较重。（图 5-3-5）

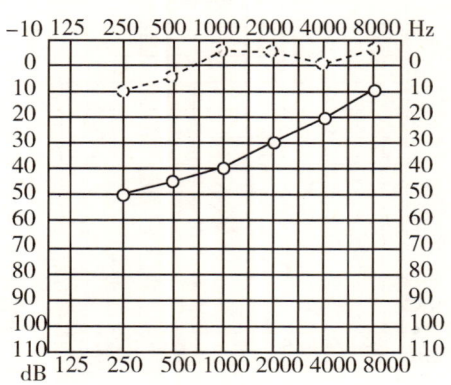

图 5-3-5　传导性聋（右耳）

2）感音神经性聋：听力曲线呈渐降型或陡降型，高频听力损失较重，骨导曲线与气导曲线接近或互相吻合。（图5-3-6）

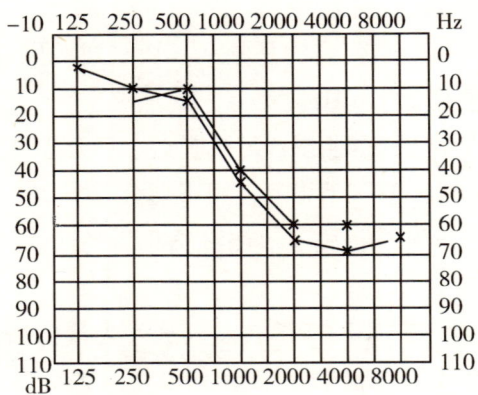

图5-3-6 感音神经性聋（左耳）

3）混合性聋：骨导曲线下降，气导曲线又低于骨导曲线。（图5-3-7）

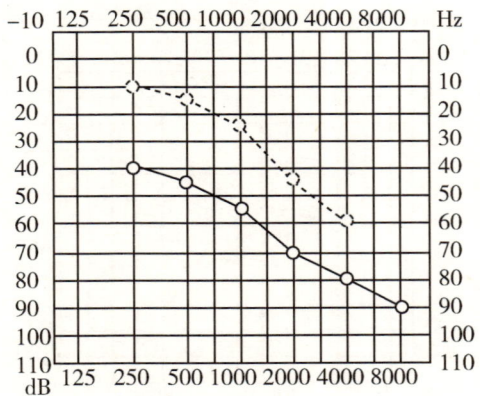

图5-3-7 混合性聋（右耳）

2. 耳蜗病变检查——双耳交替响度平衡试验（ABLB）

这是检查有无响度重振的常用方法，适合于双耳听力相差 20～50dB（HL）的患儿。耳蜗病变引起的感音性聋常有响度重振；而反重振为蜗后病变。后者实际上是听觉疲劳的另一表现形式。（图 5-3-8）

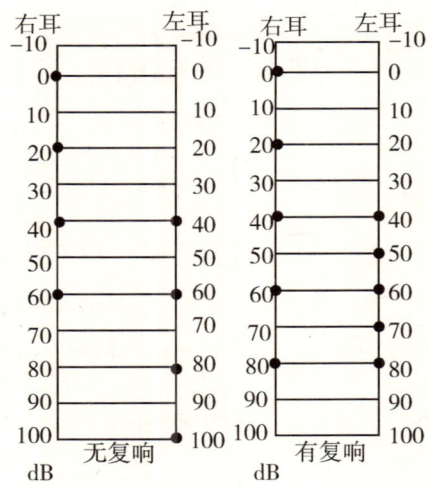

图 5-3-8　响度平衡试验

当用低强度音刺激时，一耳较另一耳听力差，但用高强度音刺激时，两耳对同一频率的音调所感受的响度可能相等，甚至差耳反而敏感，这种患侧强度增加较健侧为快的现象，称重振现象。

例如患儿的右耳听阈为 0dB，左耳听阈为 40dB。当右耳声强级增加 20dB 时，左耳只须从其听阈（40dB）增加 10dB 就感到两耳听到的响度相等，此即表示有响度重振，提示存在耳蜗病变。

检查方法：先测定患儿两耳纯音听阈，选用两耳听力相差 20dB 以上的频率，每 10～20dB 一档地增加一耳的声强度，并

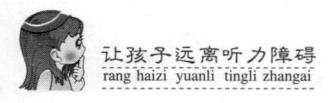

逐档调节另一耳的声强度，至两耳感到的响度相同时为止。

3. 听觉对声强微量改变的察觉能力检查——短增量敏感指数试验（SISI）

此方法用于检查听觉对声音强度微量改变的察觉能力。

用1000Hz的纯音，强度为阈上20dB，应用调幅装置使声强每5秒出现一次短时程的1dB增量（上升及下降时间各为50ms，持续200ms），受检者共听20次增幅音，每听到1次得分5%。总分在30%以下为正常，35%~65%为可疑，70%以上者为重振试验阳性，提示耳蜗病变的存在。

（二）小儿听力筛选——筛选听力计测听法

筛选听力计一般用单耳机，测试音只有500Hz、1000Hz、2000Hz和4000Hz等四个音频；听力级只有25dB、40dB、60dB三档或再加70dB共四档。可用于一般体检和小儿听力筛选。

（三）蜗后病变诊断——自描听力计测听法

自描听力计测听法亦称贝凯西测听法（Bé Ké sy）。这种检查的听力图分为五型：

Ⅰ型：见于正常耳、传导性聋和部分感音神经性聋。
Ⅱ型：是耳蜗病变的特征性表现。
Ⅲ型：多见于蜗后病变。
Ⅳ型：此型提示蜗后病变。
Ⅴ型：见于非器质性聋。

（四）玩具听力计——游戏测听法

将筛选听力计或更简单的有量值标示的发声器材与儿童玩

具相结合制成各种玩具听力计,用于幼儿测听,即在游戏中估测出儿童的听力损失程度。

此类测听法通常是在自由场中进行,不用耳机,是将普通纯音听力计配以画片,应用条件反射方法观察幼儿对声音的反应的配景测听法,可以测得较为准确的听力损失程度。

五、客观测试——声抗纳测听法

声阻抗-导纳测试法:是客观测试中耳传音系统和脑干听觉通路功能的方法。目前国际上已日渐增多地采用声抗纳一词代替还在使用的声阻抗-导纳之称。

当声波传到鼓膜时,一部分声能被吸收并传导,称声导纳;一部分声能被阻而且反射回来,称声阻抗。中耳阻抗越大,声导纳越小;或者说声能传导的量越小,反射的量就越多。所以,从反射回来的声能可以了解中耳传音的功能情况。(图5-3-9)

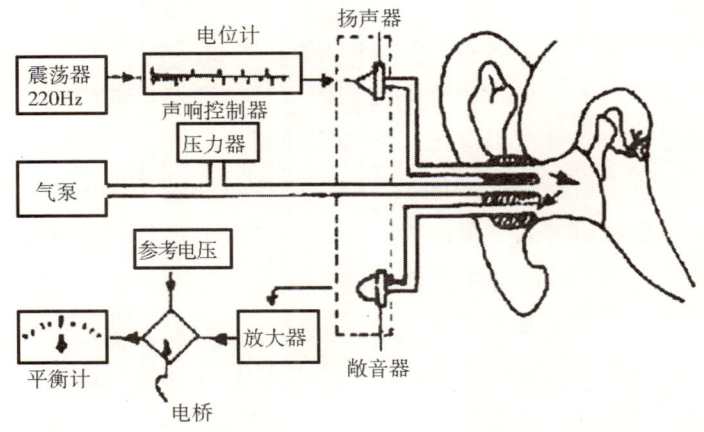

图5-3-9 声阻抗-导纳测试仪模式图

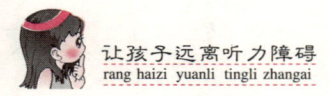

此项试验不仅有助于中耳疾病的诊断，而且对于鉴别耳聋为器质性或功能性以及面神经损伤的定位有重要意义。

这种设备在临床上用于诊断中耳各种传音结构的病变、咽鼓管功能检查、感音神经性聋与传导性聋及精神性聋的鉴别、响度重振的有无、面瘫的定位、耳蜗与蜗后病变的鉴别、以声反射客观估计听阈等。这种检查方法可补充甚至纠正其他听力检查法的不足，但不能取代，需结合其他检查综合分析，才能作出正确判断。

（一）教您看懂鼓室导抗图

鼓室导抗测定外耳道在压力变化影响下鼓膜与听骨链对探测音的顺应性变化。

测试方法系将耳塞探头塞入受试侧的外耳道内，压力高速至$+1.96kPa$（$+200mmH_2O$），鼓膜被向内压紧，声顺变小；然后将外耳道压力逐渐减低，鼓膜渐回原位而变松弛，声顺值增大，直到外耳道与鼓室内压相等时，声顺最大；超过此点后，外耳道变成负压，鼓膜又被向外吸紧，声顺变小。

如此在外耳道压力变化的影响下，声顺发生的变化可以从平衡计看出，并可以画出一条峰形曲线，称鼓室导抗图或鼓室功能曲线。（图$5-3-10$）

此曲线可客观地反映鼓室内各种病变的特性，并显示鼓室压力，对鉴别诊断有重要意义。

（1）外耳道体积：

正常值：儿童$0.7\sim1.0ml$，成人$1.0\sim1.5ml$。

鼓膜穿孔时体积增大。

（2）鼓室图5种（A型、B型、C型、Ad型和As型）：

A 型：钟形，峰值在 0daPa（正常范围在 −100daPa ~ +100daPa）峰值的幅度在 0.3~1.6ml。

B 型：鼓室声导抗平缓，幅度小于 0.3ml，见于鼓室积液、耵聍栓塞等。

C 型：图形形态正常，但偏负压超过 −150daPa，幅度在正常范围，见于咽鼓管功能障碍。

Ad 型和 As 型是 A 型的两个亚型：As 型峰值的幅度小于 0.3ml，多见于镫骨固定；Ad 型峰值的幅度大于 1.6ml，多见于鼓膜愈合性穿孔和听骨链中断。

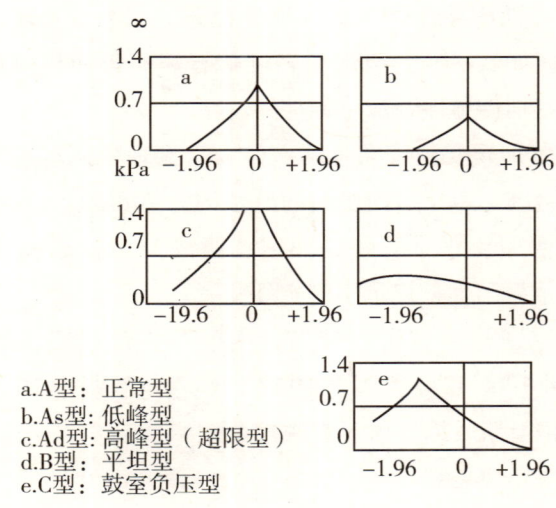

a.A型：正常型
b.As型：低峰型
c.Ad型：高峰型（超限型）
d.B型：平坦型
e.C型：鼓室负压型

图 5−3−10　鼓室导抗图

（二）教您稍加理解静态声顺值

外耳道与鼓室压力相等时的最大声顺，通常称为静态声顺值，即鼓室导抗图峰顶与基线的差距。由于正常静态声顺值分

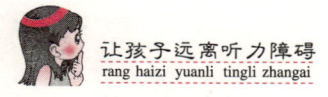

布范围较广,个体差异较大,与各种中耳疾患重叠较多,不宜单独作为诊断指标,仅作为参考。

(三)教您明白镫骨肌声反射的意义

将耳塞探头塞入一侧外耳道内(指示耳),传送刺激信号的耳机戴在对侧耳(刺激耳)。一定强度(阈上 70~100dB)的声刺激可引起双侧镫骨肌的反射性收缩,增加听骨链的鼓膜劲度而出现声顺变化,这种变化可在平衡计上显示并画出反应曲线。这一客观指标可用来鉴别该反射通路上的各种病变。

(1)鉴别传导性聋和感音神经性聋:作为鼓室功能状况的客观指标。如鼓室病变引起的轻度传音障碍可使该侧声反射消失,借以鉴别传导性聋和感音神经性聋。

(2)鉴别病变是否在耳蜗:作为重振现象的客观测试。正常人纯音听阈与声反射阈之间的差距约为70dB以上,重振耳感到的响度增加比正常耳快。如纯音听阈与声反射阈之差小于60dB,为重振阳性,表示病变在耳蜗。

(3)鉴别是否有听觉疲劳:用的是声反射衰减试验。以500Hz或者1000Hz反射阈上10dB的纯音持续刺激10秒,在此期间正常镫骨肌收缩反射无衰减现象,蜗后病变者听觉易疲劳,镫骨肌反射很快衰减。

(4)鉴别脑干病变及听神经瘤:镫骨肌反射弧在脑干中联系,对侧声反射弧跨越中线,同侧声反射弧不经过中线,测定对侧及同侧声反射,可用于听神经瘤和脑干病变的定位诊断。

(5)鉴别精神性耳聋:精神性聋者如能引出声反射,即表示有一定程度的听力,如声反射阈优于"听阈",更说明精神性聋的成分,但应注意重振的存在。

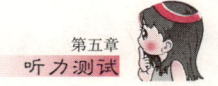

(6) 鉴别面神经瘫痪的发生部位：根据镫骨肌声反射的有无，可判断面瘫病损在镫骨肌神经远端还是近端，并可提供面瘫早期恢复的信息。

(7) 鉴别耳聋的程度：以声反射阈客观估计听阈。采用 Niemeyer（1974）公式，纯音听阈 = PTAR − 2.5（PTAR − WNAR），式中 PTAR（纯音听反射）为 500～4000Hz 四个纯音声反射阈的平均值，WNAR（白噪声听反射）为白噪声反射阈。此法对不能和不肯合作的病人能迅速、客观地得出纯音听阈的数值。

六、电反应测听技术与听觉系统功能的诊断

这是利用现代电子技术，客观评价听觉系统的功能状态。适用于婴幼儿及不能配合检查的成年人的听阈测定、功能性聋与器质性聋的鉴别、耳蜗及蜗后病变的鉴别、听神经瘤及某些中枢病变的定位诊断。现将常用的电反应测听法介绍如下：

（一）脑干病变检查——听性脑干反应（ABR）

这种检查方法采用表面电极，无痛、无损伤，全麻或睡眠者不影响结果，如和耳蜗电图联合应用，更可以提高诊断的正确性。它就是通常所说的听觉脑干诱发电位测听法。

它的诊断意义在于：

1. 用于婴幼儿的听力测试

作为客观测试法能够及时测知孩子的听力情况，便于早期诊断，及时进行语言训练。

2. 用于诊断功能性耳聋

虽然可以诊断功能性耳聋，但其仅能反映耳蜗及低位脑干

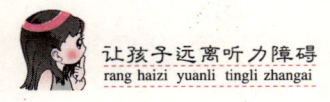

的功能，不能反映脑干以上的听觉中枢的功能。

3. 鉴别耳聋的病变部位

（1）传导性聋潜伏期延长是因传导性聋使到达耳蜗的声能减少所致。

（2）严重高频听力减退的感音神经性聋 V 波潜伏期延长，是耳蜗基底周的听单位存在病损。

（3）小脑桥脑角的肿瘤如听神经瘤、脑膜瘤及胆脂瘤等都可压迫听神经使 V 波潜伏期延长或消失。

（4）影响听觉通路的脑干病变，如多发性硬化、脑干脑炎、脑栓塞及脑外伤等，可引起诱发电位振幅减小及潜伏期延长、波形异常。

（5）鉴别其他听神经病变如耳蜗神经炎、听神经病等。

4. 人工耳蜗术前的筛选和疗效评估。

5. 高危新生儿中感音神经性聋和传导性听力损失的鉴别——可用骨导 ABR 来检测。

（二）耳蜗病变最准确的测试——耳蜗电图描记法

这种描迹所测得的耳蜗电图（ECochG）为目前测试耳蜗病变最准确的方法。

它的诊断意义在于：鉴别耳聋的病变部位，如传导性聋可表现为 AP 反应阈增高；耳蜗性聋可表现为 AP 波形增宽；内淋巴积水可表现为 -SP 振幅增大；蜗后病变如多发性硬化，AP 阈值低于患者主观听阈；突发性耳聋多有 -SP/AP 比值异常。

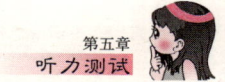

第四节

因人而异——婴幼儿听力检查法

一般听力试验如言语测听、音叉试验、纯音测听等均为依据受检者的主观判断作出相应的反应,因此属于主观测听法。声抗纳测听和电反应测听则系听力计自动记录,称为客观测听法,故可用于婴幼儿。在不合作的小儿,电反应测听可在全身麻醉下进行,不过测得的听阈值,要比实际的纯音听阈值高出10~20dB(分贝)。

一、婴幼儿听力的主要检查方法

(一) 非条件反射听力检查法

本方法适用于尚不易建立听觉条件反射的4个月以下的婴儿,有声响反应测试、童床动感图、新生儿听觉反应摇篮法。

(二) 条件反射听力检查法

本方法适用于1岁以上的儿童,包括条件定向反射听力测试、配景听力测试、游戏听力测试。

(三) 主观听力检查法

本方法适用于3~5岁以上的儿童。要根据受试儿的具体情况选择适当的测试方法,年龄小的孩子还要配合一些游戏进行

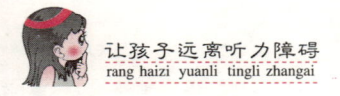

测试。方法有：音叉试验、纯音听力测试、言语测试、阈上功能测试。

（四）客观听力检查法

本方法适用于各个年龄阶段的儿童。客观听力检查要求受试儿在比较安静的状态或睡眠状态下进行，不能配合者可先给予镇静药物，待其入睡后进行检查，项目包括声抗纳测试、电反应测听、耳声发射。在对儿童听力检查的各种结果进行分析时，要综合、客观、全面地评价，尽可能得出可靠、准确的结论。

二、怎样进行婴幼儿（0~6岁）听觉行为测听

（一）出生后 0~6 个月

6 个月以下小婴儿的行为测听主要是应用不附加强化条件的行为观察测听，为一种被动的方法，即观察受试儿与声刺激一致的反射性行为反应。此法虽不能定量，且对较大婴儿由于可产生适应性而失去兴趣，难于获得准确恒定的反应结果，但对不能采用强化条件刺激的小婴儿仍是唯一的行为测听方法。总体来讲，4 个月前小儿听性行为反应无明显变化，仍表现为惊吓反射、听睑反射和唤醒反应（惊吓反射在生后 1~3 个月内逐渐消失），但随月龄增加引起反应所需的刺激强度降低，到 4 个月时反应敏感性有明显增强，对言语反应强度由 47dB 降至 21dB 左右，且此时期由于肌肉、眼及运动的协调性明显增进，听觉定位反应开始发育建立，此时主要是水平向定位，可用分散注

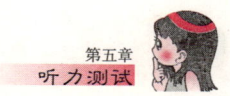

意力试验法进行测试。

试验由两个测试者进行。小儿坐于母亲腿上;一测试者面对小儿引逗其注意;另一测试者在小儿背后、小儿视线看不到处,于距耳1m处给声响。可用不同物体发声,如玩具声,或以口发出"SS"声作为声信号,先一侧,后另侧,观察小儿有无转头寻找声源的定位反应。

(二)6个月~2岁

1. 声定位反应测试

小儿随月龄的增长,声定位能力逐渐发育成熟:6个月时声定位能力已发育很好,有清楚的定位运动;8个月时开始有垂直向定位能力,先向下方,后向上方。测试方法仍采用分散注意力试验,方法与上述相同,但除测定水平声源外,也测定垂直声源。声定位能力的测试对6个月~2岁小儿听敏度的评估是一种很有价值的方法。

2. 条件定向反射测听

条件定向反射测听为一种附加强化条件刺激的行为测试方法,即将每一次由听觉刺激引起的行为反应与一强化条件相结合,以增加小儿对声刺激反应的兴趣,保持反应的持久性。因在此年龄段的小儿易对单纯声刺激失去兴趣,从而不再产生反应,故本试验方法是使由声刺激引起的反应增强,并保持恒定,以提高测试的敏感性和准确性。

常用的方法为视觉强化测听,即应用视觉刺激来强化对声刺激的反应,声刺激由扬声器给予。方法是:小儿坐在母亲腿上,面对两扬声器之间,距扬声器80cm,扬声器上置可发光或活动的玩具(在小儿周边视野之内)。开始时,同时给予声和光

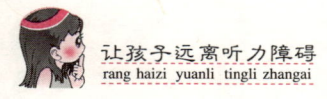

刺激,如小儿有反应,经几次条件训练后,改为先给声刺激,而视刺激延迟至小儿对声刺激产生反应转向扬声器时再给予,目的在于通过视觉刺激强化对声刺激引起的转头或定向反应。试验可由预估小儿听阈值以上 30~40dB SPL 强度开始,通过逐渐降低声刺激强度,可评估小儿的"最小反应级"。以 6 次测试中出现 3 次反应的最低信号强度为阈强度。

(三) 3~6 岁

3 岁以上小儿的行为测听有可能使其每次听到声音时出现简单的动作反应,即小儿主动参加试验,区别于对 2 岁以下小儿反射性反应观察的测试方法,且声刺激可通过耳机给予,并可分别得出双耳较精确的阈值。

1. 操作性条件反射法

本方法的特点是:受试的小儿一旦对刺激发生反应,便可以获得奖赏,所以能够保持兴趣。

(1) 有奖强化操作性条件测听:当受试者对刺激产生恰当的反应时,可获得一食物奖赏。测试时小儿坐在桌前,桌上有一手动开关,经声场或耳机给声,鼓励小儿听到声音时即按开关,如反应正确则有一小块糖果自盒中落出。声刺激可采用 500、1000、2000 和 4000Hz 啭音,强度自估计小儿听阈上强度开始,或用 500Hz 90dB HL,以后逐渐降低强度,直至阈值,应注意给声不应是节律性的,以免出现假阳性反应。

(2) 视觉强化操作性条件测听:为用视刺激强化,如荧屏上出现画面等代替食物奖励。

2. 游戏测听法

游戏测听为教小儿在听到声音后完成一个动作,从而对小

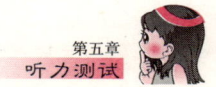

儿进行听敏度测试。检查者可选一个适合小儿运动系统发育和小儿认为有兴趣的反应行为。此法是对2岁半以上的幼儿检查听阈的最可靠方法，可通过声场或耳机进行，可根据此原理设计多种测试方法。经典的方法有古典式和配景箱法。

（1）古典式游戏测听：方法为利用纯音听力计，给受试儿戴好耳机，在受试儿面前放置一串珠式或套环状玩具，或置一盘塑料小球，嘱小儿于每次听到声音后，即拨动一个串珠，或套上一环，或拣出一小球。为保持小儿兴趣应注意给予较多不同色彩的球、珠或环等。另外，测试时间勿过长，可用500Hz及2000Hz，气、骨导下降法给声，常可获得极有价值的听力资料，或必要时加高频4000Hz、8000Hz测试。

（2）配景箱测听：应用纯音听力计和特制观景箱，箱上设有信号灯、观看窗口。箱内有照明开关，此开关也可同时由测试者控制。测试时，让小儿戴好耳机，坐于箱前，当声信号发出1~2秒时，箱上信号灯亮，此时教小儿按压箱内照明开关，受试儿即可通过窗口看到箱内的活动玩具景象。经过一二次训练后，改为只给声，而箱上的信号灯不亮，观察小儿是否会为了试图观察箱内景物而有按压照明开关的反应。反复进行，并逐步降低声信号强度至反应阈值，从而可了解小儿的听觉能力。如小儿不是按照给声要求而是任意地按压照明开关，则检查者不予接通线路，使小儿不能观察到箱内的景物。

3. 纯音听力计测试法

纯音听力计测试可详细了解受试者各测试音频的听阈，并对耳聋性质作出初步诊断，但需受检查者主动配合才能得出可靠结果，故适合于3岁以上听力损失较轻且智力发育正常的小儿。

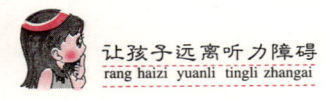

测试前应先与小儿建立感情,使其消除恐惧心理,并且戴好耳机;测试者要耐心地向其进行解释:当听到声音存在时迅速将手举起,声音消失时迅速将手放下。测试采用下降法。测试正式开始前应多次训练受试儿,至其理解为止。由于小儿常不能耐受长时间测试,故可减少测试频率,如仅进行 500~4000Hz 这四个倍频程音,并加大强度变化分档间隔;也可分在 3~4 次检查中完成全部测试。测试过程中,应当对小儿的合作及正确反应及时给予表扬鼓励,以保证小儿作出反应的积极性,特别是对五六岁的孩子,经耐心测试均可获得准确的气、骨导听力曲线。

三、婴幼儿常用的声导抗测试

这是通过声刺激所引起的中耳传音结构生物物理变化来观察听觉系统功能状态的一种客观测试方法。20 世纪 70 年代以后普遍应用于临床,由于不需受试者主观反应,操作简单、迅速,所以,很适合于测试婴幼儿,并可作为筛选应用。

四、再谈听觉脑干诱发电位检查法

听觉脑干诱发电位(ABR)根据声音刺激来探测脑电波,同样不需要儿童的主动配合。测试结果对儿童选配助听器非常有用。因为此项测试耗时较长,所以最好在孩子睡觉期间进行。听觉脑干诱发电位是一种较准确的客观测听法。测试时病人无痛苦,不受病人主观意志及意识状态的影响,但需要完全放松,也可在睡眠、麻醉或昏迷状态下进行。受试者的年龄、性别、

体温、用药、精神状态、测试环境、滤波范围以及电极位置都会对 ABR 造成影响。适用于自新生儿至各不同年龄段的婴幼儿，包括高危儿筛选或行为筛选不能通过者，以及听力言语发育障碍小儿的进一步评估。

五、客观听力测定法——多频稳态诱发电位

多频稳态诱发电位（ASSR）是一种有频率特性的客观听力测试法，近年来正逐步推广应用。临床上与听觉脑干诱发电位同时应用，可对耳聋的早期诊断、早期听力补偿提供更为直接的依据。一般在 95% 的情况下，通过 ASSR 预测的婴儿听阈与行为测听听阈的差值在 20dB 范围内。听力损失越严重的婴幼儿，其 ASSR 阈值与行为听力图的关系就越接近。多项研究已经证明 ASSR 可以精确测试低龄婴幼儿的听力，同时提高了为婴幼儿验配助听器的准确性。

六、测定耳蜗功能的耳声发射

耳声发射（OAE）是除耳蜗电图外唯一可客观测定耳蜗功能的检测方法。可分为自发及诱发耳声发射两大类。自发耳声发射（SOAE）在正常小儿中约 50%～60% 可记录到，其频率范围高频部分较成人宽，在 250～5000Hz 范围，且振幅亦较成人大。诱发耳声发射（EOAE）在正常小儿中均可引出，根据刺激信号的不同可分为瞬态声诱发耳声发射（TEOAE）、刺激频率诱发耳声发射（SFOAE）和畸变产物耳声发射（DPOAE）。临床应用于小儿测试的以 TEOAE 为主，TEOAE 为短声刺激后 5～

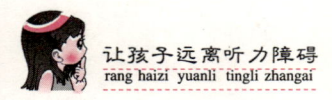

15ms出现的一组波峰，强度不超过20dB，频率分布于500～5000Hz，以1000～3000Hz为主。

七、步入正轨的新生儿听力筛查

新生儿听力筛查是通过耳声发射、自动听觉脑干诱发电位和声阻抗等电生理学技术，在新生儿出生后自然睡眠或安静状态下进行的客观、快速和无创性检查。一般仅用5～10分钟就可以完成测试。新生儿在出生48小时以后，要接受初次听力筛查；未通过初筛者，在42天左右接受听力复查；42天复查仍未通过者，在3个月左右进行听力诊断性检查。确诊为听损伤的患儿应及时到医院的专科进行相应的医学干预。在每1000名新生儿中，大约有1～3名新生儿存在着不同类型和不同程度的听力损失，在有听力障碍高危因素的新生儿（如重症监护的新生儿）中这一数字可以高达4%～6%。目前，世界上有许多国家都开展了对新生儿的听力筛查。2004年我国卫生部颁发的[2004]439号文件，正式将"新生儿听力筛查技术规范"纳入到《新生儿疾病筛查技术规范》中。我国近几年在一些医院已普及这项工作。

（一）婴儿听力筛查的程序

（1）初筛：孩子出生后24小时进行听力筛查。测试的结果是"pass"或"refer"。没有通过的孩子，在出院前再做1次。此阶段筛查工作由母婴同室的护士承担。

（2）复筛：对出院时再次测听力仍未通过的孩子，嘱其家长在1～2个月内到五官科复查。必要时进行听觉脑干诱发电位等诊

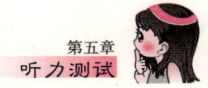

断性检查。对怀疑有问题的婴儿,由五官科医生进行跟踪随访。

(二) 测试环境的选择

测试环境要相对安静,噪音不超过 40 分贝,最好是在隔音室进行。如果没有条件,可在普通房间做,门边贴上橡皮条,将室内一些可产生噪音而又不必要开的设备暂时关闭。

(三) 应该怎样调整婴儿的状态?

婴儿饥饿时往往烦躁不安、哭闹,影响测试结果。最佳的测试结果是在婴儿自然睡眠状态时获得。因此,最好是在喂饱后 1 小时左右测试。必要时可抚摸婴儿的头,使其安静。

(四) 请选择好婴儿的测试位置

婴儿朝一侧睡时测试耳朝上,轻轻地将耳郭向后牵拉使耳道变直,然后将探头轻轻放入,也可以将婴儿抱在怀中进行测试。

(五) 检查注意事项

为了预防交叉感染,在给婴儿测试前要洗手,最好给孩子使用一次性耳塞。在测试 1 个婴儿时,如果没有可疑感染,两耳可以用同一耳塞。在不同婴儿测试之间,探头头部要用酒精进行擦拭。如果没有条件使用一次性耳塞,可以一人一塞,集中消毒后备用。

以上只是让广大的父母对听力筛查有所了解,两个月的孩子外耳道里可能会有很多分泌物,听力筛查没有通过并不能说明孩子耳朵就有问题,但还是应该引起家长的注意。

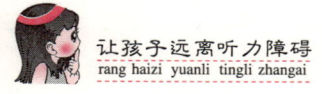

邰丽华

　　邰丽华15岁初中毕业,只身一人赴武汉求学,后来与健全人一样通过全国高考进入湖北美术学院,以优异的成绩毕业于装潢设计专业,并获得文学学士学位。1991年加入中国残疾人艺术团,任独舞、领舞演员。2002年8月至今,先后担任中国特殊艺术协会副主席、中国残疾人艺术团演员队长与团长助理。由她担纲主演的舞蹈《千手观音》震撼了全世界,他们的独特魅力和常人无法相比的毅力激起了人们心中无限的波澜。1992年10月,意大利斯卡拉大剧院举办了被称为艺术盛会的"无国界文明艺术节",应邀演出的都是当今世界上舞蹈界的超级明星,邰丽华作为唯一的残疾人舞蹈家,表演了极具东方风情调的舞蹈《敦煌彩塑》,引起轰动。2000年9月18日,在富丽堂皇的纽约卡内基音乐厅,邰丽华又以充满激情的舞蹈,赢得了观众。2002年10月,邰丽华在日本为世界残疾人会议演出,被誉为"全球六亿残疾人的形象大使"。2004年9月28日,在雅典残疾人奥运会闭幕式上,邰丽华带领中国残疾人艺术团聋人舞蹈队表演的《千手观音》向全世界展示了灿烂的中华文化以及特殊艺术与人性之美,为中华民族赢得了荣耀。其作品《我的梦》《雀之灵》《与梦同行》《千手观音》等,多次获全国残疾人艺术汇演一等奖。

第六章
保护儿童的听力

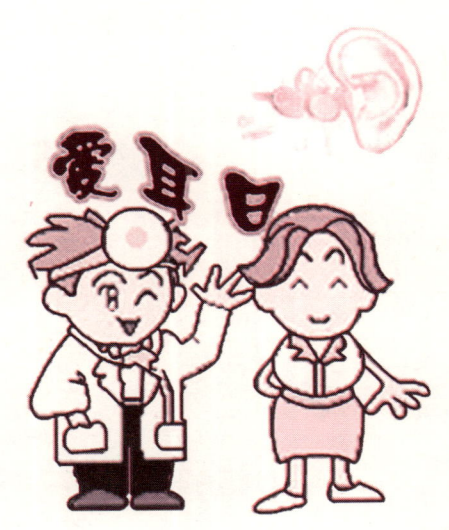

第一节

预防孩子听障——从孕前开始

一、耳聋高危家族——积极基因检测

国内最新流行病学聋病筛查显示，耳聋人群中，60%以上为遗传因素所致。这些有耳聋遗传基因的人，并非都是一出生就显现耳聋特征的，其中一部分可能在四五岁甚至到十几岁才开始发病。

筛查还发现，这种有遗传基因、推迟发病时间的人，致聋之前，有一个明显的"过渡症状"，就是听不清别人说话的声音，总是让对方大点儿声，看电视时，声音必须在30分贝以上才能听清。

容易遗传耳聋的儿童的特点是：有耳聋家族史，尤其是父母近亲曾因药物致聋。家族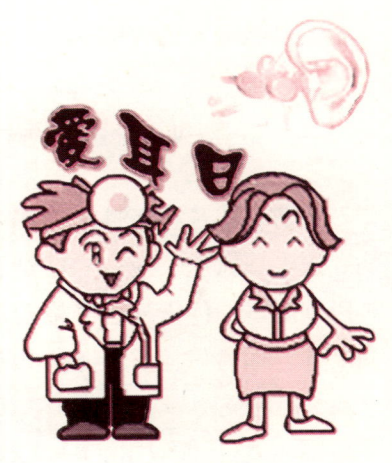中有因为打一针庆大霉素等药物就导致耳聋的，说明家族为此类药物致聋敏感家族，后代再使用同类药物的致聋率非常高；

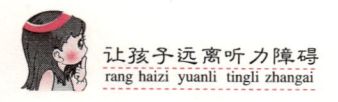

父母已经生育过聋儿,再生育的孩子耳聋概率也将会很高。

为了避免生出耳聋的孩子,夫妻双方可以到具有耳聋分子基因诊断能力的医疗机构进行检测。由于预测胎儿耳聋的检查是有创性检查,对胎儿有一定影响,所以有需求的家庭——尤其是存在耳聋家族史的夫妇双方,可在孕前各自做基因检查。如果未经指导已经怀孕,就要由医生判断是否有必要进行孕期的有创性检查。

如果需要,孕妇可根据个人情况由医生安排在孕8周以后,选择进行有创性的胎盘组织(9~10周)、羊水(16~20周)以及脐带血检查(再晚一些孕周),逐步确定孩子有没有耳聋遗传基因。如果发现有高致病的可能性,可听从医生的建议,及时终止妊娠。

对于已经出生,不能确认是否会因为遗传基因致聋的孩子,需要通过及时筛查来发现。一旦确诊,就要及早通过植入人工耳蜗,刺激孩子语言中枢的发育,使孩子以后的治疗更有希望。

二、孕期母亲保持健康——预防感染

预防与感音神经性听力损失有关的先天性感染,如弓形体病、梅毒、风疹、疱疹和巨细胞病毒等。除了积极接受免疫接种以预防多种传染病,严格避免婚外性接触以预防性传播性疾病之外,远离猫狗等宠物以预防弓形虫的感染也非常重要。

三、婴儿听力的头号杀手——电脑辐射

中国聋儿康复研究中心通过近期对北京28709个0~6岁儿

童听力状况的调查，得出结论：孕妇在怀孕期间使用电脑，其下一代发生听力障碍的危险可增加84倍，电脑辐射成为导致婴儿听力残疾的头号危险因素。因此专家提醒，孕妇应避免4个小时以上长时间地操作电脑，尽量远离微波炉、电视等电器，尤其是怀孕3个月以内的孕妇更应注意。

做好家庭日常防护，可以最大限度地避免家电辐射对孕妇的伤害。妇产专家提出了具体做法：

（1）挑选正规厂家的名牌家电产品。

（2）对各种电器的使用，应保持一定的安全距离。孕妇要远离微波炉至少1米以外，电视与人的距离应在4至5米，与灯管距离应在2至3米。

（3）不要把家用电器摆放得过于集中。特别是电视机、电脑、冰箱等更不宜集中摆放在孕妇卧室里。

（4）缩短使用电器的时间。孕妇不要将手机挂在胸前，接听手机时间不宜过长。

（5）有条件的孕妇可使用防辐射产品。

四、影响胎儿发育的双刃剑——音乐胎教

目前，音乐胎教的方法在我国还没有出台严格的标准，尽管某些方面研究证明，音乐对刺激胎儿发育有一定的好处，但人们在胎教时对音乐曲目与音量的选择有较大的随意性，加之胎儿的大脑、神经都非常娇嫩，因此胎教时不要过于盲目。

正确的音乐胎教应选择在怀孕3个月后，应在空间较大的环境中，且声源不要离胎儿过近。一方面能让胎儿感受到节奏感，同时孕妇也能从中感受到愉悦与舒畅。应挑选柔和舒缓的

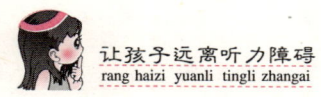

轻音乐;那些节奏起伏比较大的交响乐,尤其是摇滚乐、迪斯科舞曲等刺激性较强的乐曲,都不适合孕妇和胎儿听。一些孕妇直接将音箱的扬声器放在腹壁上,而胎儿在母体内一直都是漂浮移动的,如果此时胎儿正好是耳部贴着母亲的腹壁,声波进入母体,胎儿耳道直接受到高频声音的刺激,极易对耳蜗及听觉神经造成损伤,而引起听力障碍甚至耳聋。

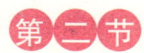

关注重点群体——听力损伤高危儿

一、何谓高危儿?

高危儿是指有任何一种因素可能导致听觉神经末梢或神经通路病变,而有致听力损伤可能的新生儿(出生~29天)。听力损伤是新生儿常见的异常之一,国外报道其发生率为1‰~3‰,在新生儿重症监护病房可高达2%~4%。

我国每年有2000万新生儿,按国外的比例推算,每年将会有2万~6万听力损伤的新生儿。这种情况如不能得到及时发现和干预,将严重影响患儿的言语、认知和情感发育,不但影响个人和家庭,而且还会累及社会。

二、高危儿标准及原因

入住新生儿重症监护病房(neonatal intensive care unit,

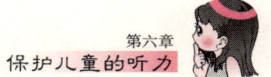

NICU）的小儿，普遍被认为属于听力损伤高危儿。（表6-1）

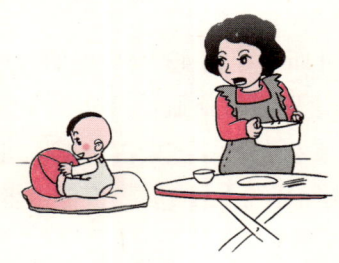

表6-1　引起新生儿听力损伤的高危因素

（1）早产儿、孕龄<32周。
（2）出生体重<1500g。
（3）APGAR评分为0~3分者。
（4）高胆红素血症患儿。
（5）新生儿期应用氨基糖苷类抗生素。
（6）缺氧缺血性脑病（HIE）。
（7）化脓性脑膜炎。
（8）收住新生儿重症监护病房的患者。
（9）颅脑颌面外伤包括产钳伤。
（10）头颅、颌面、外耳畸形。

值得一提的是：具有高危因素的新生儿约占全体新生儿的9％。约有50％先天性听力损失的新生儿不具有高危因素。

三、新生儿听力损伤最常见的高危因素

2003年对山东潍坊3012例新生儿听力筛查发现：孕早期的病毒感染、家族性遗传、缺氧缺血性脑病为新生儿听力障碍的

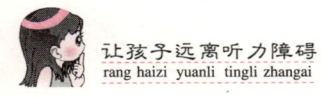

主要因素,孕期用耳毒类药物、新生儿高胆红素血症、耳部畸形次之。

对武汉市新生儿听力损伤43例病因的分析发现:新生儿核黄疸占34.9%,围生期缺氧缺血性脑病占20.9%,围生期药物性耳聋占11.7%,新生儿重症感染占9.3%,围生期颅脑外伤占7.0%,遗传性家族性耳聋占4.7%,极低出生体重儿占4.7%。

四、高危儿听力损伤的发生机理

新生儿听力障碍分两大类:一是先天性聋,即由基因和染色体异常所致的感音神经性聋。二是非遗传性聋,即由妊娠早期母亲患风疹、腮腺炎、流感等病毒感染性疾病所引起,糖尿病、药物中毒、母子血型不合、分娩产程过长、产伤、缺氧窒息、黄疸等都可致聋。

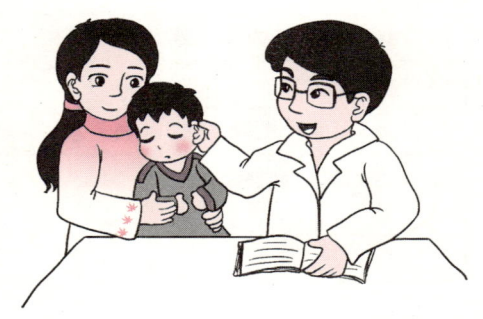

(一)听力损伤可能由高胆红素血症导致

听力损伤为高胆红素血症神经毒性的一部分。有人认为胆红素的脑细胞毒性作用分为三个步骤:聚集、结合、沉积。在聚集、结合两个步骤时,神经元的损伤是可逆的,临床上可能不表现症状;而到了沉积步骤,病变已成为不可逆。未结合胆红素在内耳毛细胞耳蜗核沉积,并可损伤脑干,造成中枢性听觉传导通路异常。未结合胆红素对能量代谢活跃的细胞影响最大,胆红素沉积的神经元线粒体肿胀、变形,细胞对氧的利用受到抑制,使神经元的生理功能不能正常发挥,听神经受到损伤。

未结合胆红素的神经毒性对听力损害的相关因素很多,不仅仅取决于血清胆红素的水平,早产、低体重、缺氧、酸中毒、败血症、颅内出血等严重疾病,均可使血脑屏障作用减弱,加重其损害。

国内外临床观察结果:

我国俞惠民等 1988~1989 年对 105 例高胆红素血症患儿在 5~8 岁的远期随访,18 例(17.1%)有听力异常,单耳、双耳各 9 例。

Garza 等 1992~1994 年对 400 例小儿听力减退的病因进行调查,发现新生儿期高胆红素血症为第二位原因,特别是出生时体重<1500kg 的早产儿,仅次于生后应用氨基糖苷类抗生素或接触其他毒性物质者。

Kounlakis 等 1997 年筛查了 NICU 中的高危新生儿听力损害情况,并分析了 18 个相关致病因素,首位高危因素为新生儿高胆红素血症。

北京医科大学第一医院儿科周丛乐教授等对住院的高胆红素血症新生儿行听觉脑干诱发电位检查,显示 SB>204μmoN 时即有听力异常的可能性,总异常率为 65%,其严重程度与胆红素水平呈正相关。

还有专家在新生儿胆红素血症的远期随访研究中发现,发生智力缺陷者 25.8%,听力损失者 20.8%。

高胆红素血症对新生儿的听力损害是肯定的,国内外很多

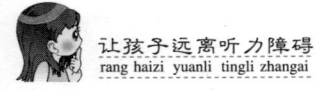

长期随访研究报告,经听觉脑干诱发电位检查,大部分患儿听力损害呈一过性,在3~5个月内可恢复正常,少部分损伤极重者,可致终身残疾。

(二)孕早期的病毒感染对新生儿听力会有影响

据报道,约10%~15%先天性风疹、腮腺炎、流感病毒的无症状感染儿,30%~60%有症状感染儿会出现先天性或迟发性非遗传性感音神经性耳聋(SNHL)。瑞典、美国均对1万名以上的新生儿进行了病毒检测及听力筛查,发现病毒引起的感音神经性聋占聋儿的30%~40%。病毒感染是引起感音神经性聋的首位原因。

(三)新生儿缺氧缺血性脑病可损伤听力

缺氧缺血可引起新生儿大脑神经核的病理改变,并涉及听觉通路的神经组织,可导致耳蜗外毛细胞、螺旋器缺氧性损伤。耳蜗及听觉中枢对缺氧极为敏感,缺氧缺血首先累及耳蜗组织,使耳蜗产生类似于脑缺血时的神经毒作用。缺氧缺血后血黏度升高,红细胞变形能力下降,影响脑组织血管的正常灌注和微血循环营养物质的交换,导致血管平滑肌痉挛,从而引起脑细胞损伤。

(四)极低出生体重儿、早产儿也可有听力损伤

出生时体重<1500g的患儿,很可能其听力缺失是由于内耳没有发育成熟所致,内耳发育成熟一般认为在胚胎33~35周。不能合理地喂养、不能正确地添加辅食、不能保证足够的睡眠和适当的运动,也可使脑组织发育不良。

（五）气管插管可致新生儿中耳炎

国外有文献报道，中耳炎的发生率重症监测院护病儿明显高于正常新生儿，认为主要由于气管插管所致。

（六）先天性唇腭畸形手术时间过晚会导致听力发育障碍

先天性唇腭畸形手术时间过晚会影响语言神经肌肉的发育，同样可造成听力发育障碍。

（七）围产期用药可导致耳聋

庆大霉素、链霉素等药物与听神经的损害有关。氨基糖苷类抗生素进入血液后，可通过迷路屏障进入内、外淋巴液，并在其内停留，损害内耳结构而致聋。

怎样在噪音环境中保护孩子的听力？

儿童对噪音的敏感度比成人高，高分贝的噪音会毁坏宝宝内耳里的感音接收器，感音接收器一旦受损，就不能把声音传送给大脑了，渐渐地，听力在噪音干扰下会逐渐减退。

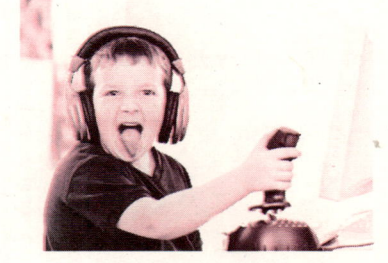

（1）避开生活中常见的噪音污染源，如电视机音量尽可能调小一点，不让儿童听高音量

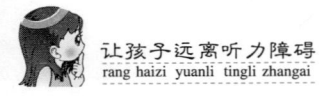
让孩子远离听力障碍

的立体声音响或者用耳机听 MP3，更不要带儿童到歌舞厅等高分贝噪音的场所。

（2）如果生活环境周围有长时间的噪音，可以考虑给儿童戴上保护听力的耳塞，或者带着儿童远离噪音源。

（3）确保家里所有的加热设备和制冷电器在噪音方面都能够达到合格的标准。

（4）如果居住的房子处于车水马龙的环境中，又无条件搬离时，最好在房间的布置和安排上做一下小小的调整：更换密封性更好的窗户或门；选择静音的加热和通风设备，尽量让儿童呆在受外界噪音影响最小的房间里。

俞淼渊

俞淼渊是一个在 1 岁时因药物中毒导致双耳全聋的女孩，北京联大特教专业的学生。1994 年 9 月进入无锡市锡惠小学读书；2007 年 9 月进入北京联合大学特殊教育学院读本科，担任班长。

她说过："虽然我与普通人不一样，但是我不会因为这个问题而自卑！我会用微笑来面对这美丽灿烂的世界，再次塑造出新生命，干出一场轰轰烈烈的大好事！"这就是她的个人格言！"我乐观，我开朗。请大家不要因为我是聋人而同情我，请大家用平常心来和我交流吧！"

第七章

助听器

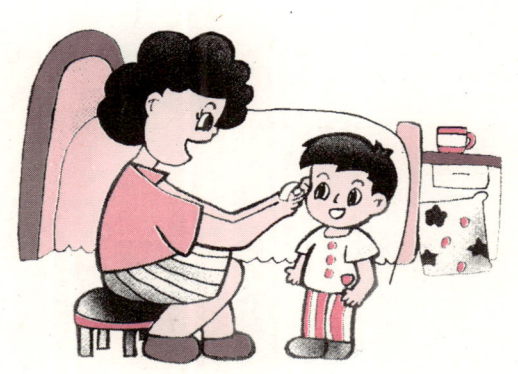

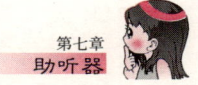
第七章 助听器

科技的发展使现今的听力受损或弱听人士有更多更好的选择。一旦诊断出听力损失,通常首先考虑使用助听器。《美国医学会杂志》的研究表明,助听器能给患者带来极大的好处,尤其重要的是,他们再一次强调,助听器目前是80%听力疾病的最佳康复手段。"美国好听力研究所"也认为使用助听器能有效地康复90%~95%的听损患者。早期使用助听器是非常重要的。科学研究显示,孩子越早使用助听器,言语发展越佳。助听器能够对患者的言语、语言和学习发展产生决定性的影响。正因为这一点,目前世界上许多国家,包括中国,都明确地从法律上规定对新生儿听力做早期筛查,从而开始早期干预,其中明确要求听障儿童必须在听损确诊后的6个月内使用助听器。因此,家长们应该充分认识到助听器的重要作用,科学地对待听力治疗和康复,在接受必须的医学治疗的基础上,积极正确使用助听器,从而达到最佳的听力康复效果。

助听器常识

一、助听器技术的应用

(一)什么是助听器?

从广义上讲,凡能有效地把声音传入耳朵的各种装置都可以看作为助听器。从狭义上讲,助听器就是一个电声放大器,

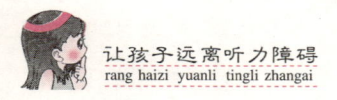

通过它将声音放大，使聋人听到原来听不清楚、听不到的声音。

（二）了解助听器的声音处理

所有的助听器都通过麦克风来收集声音，把声音放大后再送到接收器（放大器）。然后声音不仅直接被输出到使用者的耳道，而且经过连接耳模的软管传送到耳道。在模拟助听器中，原始的声音信号被处理成电信号。在数字助听器中，声信号被处理成数字信号（0或1），然后再转化成模拟信号传给使用者。

1. 模拟声音处理

模拟声音处理基本上指的是声音在空气中振动，这种振动通过麦克风转换成一定的却是很复杂的电流。模拟声音的处理过程就像复印文件一样，只能进行一定程度的复制，因为过度复制会导致结果与原有的信息相差很大。

2. 数字声音处理

数字声音处理指的是声音以数字方式记录。在极短的时间内对声音的频率和振幅进行测量。声音被编码成一连串的数字，声音处理得十分精确。某一部分细节的改变并不影响整个图像。数字信号记录的准确程度要远远高于模拟信号，所以它可以在保证信息毫无损失的情况下精确复制无穷无尽次，就像一张软盘中的扫描图像，每份拷贝都与原来的一模一样。

二、助听器由哪几部分组成？

助听器是一种以高声强来改善听力的装置。它主要由三部分组成：传声器、放大器、受话器；另外还包括电池、开关、音量控制钮以及频率调控或音调控装置。

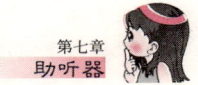

三、请了解助听器的发展史

助听器的发展经历了五个阶段。

（1）炭精时代：1900年，人们发明了世界上第一个炭精话筒助听器，这是一种电话式助听器。

（2）电子管时代：过了20年，由于电子管无线电收音机的问世，电子管助听器很快代替了电话式助听器，它虽然在样式上、电源上比过去有了不少改进，但是体积过大，效果也不能令人满意。

（3）晶体管和集成电路时代：直到1953年晶体管盒式助听器开始问世。它只需一节低电压电池供电，体积小巧，外形美观，使用方便，为助听器向微型化、耳面化发展奠定了基础。随着集成电路的广泛应用，助听器的体积越来越小。

（4）数字电脑编程时代：其标志是1995年奥迪康（Digifocus）的问世。

（5）人工智能时代：其标志是2004年奥迪康思想者（Syncro）的问世。

四、助听器是怎样工作的？

助听器并不能改变耳聋者的听力，但是它能将声音放大直接送到耳朵里，帮助耳聋者听，帮助耳聋者学会用自己的残余听力。一旦耳聋者习惯了戴助听器听声音后，对声音的反应要比过去敏感。

助听器有一个话筒（也叫传声器），能收集声波，将声波变

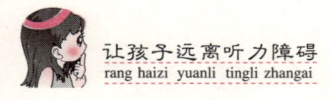

为电信号，通过机器内的放大线路将电信号放大，最后再通过耳机（也叫受话器）还原为声音，不过此时的声音要比原来的声音大，它是把放大后的声音经外耳道送至鼓膜，使耳聋者可以听到。大多数助听器都设有音量调节控制，由一块小的纽扣电池供电。

五、助听器的分类与合理配置

有些家长认为，随便在街上买一个助听器能放大声音就行了；还有些人认为，助听器最贵的就是最好的。其实，这两种观点都是错误的。

助听器有很多种，常用的分类方法主要有两种，一种是按外型分，另一种是按功率大小分（适用的听力损失范围）。只有把这两种分类方法相互结合，才能选择适宜的助听器。

（1）盒式助听器（BW）：俗称口袋式小功率助听器（80~120分贝）。

（2）耳背式助听器（BTE）：俗称耳挂式中功率助听器（40~120分贝）。

（3）耳内式助听器（ITE）：需定制，即耳甲腔式中大功率助听器（40~105分贝）。

（4）耳道式助听器（ITC）：需定制，体积较耳内式小，为大功率助听器（40~100分贝）。

（5）深耳道式助听器（CIC）：需定制，俗称隐形助听器，为特大功率助听器（40~100分贝）。

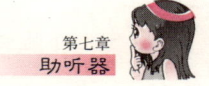

第七章 助听器

第二节

如何选配合适的助听器？

一、哪些人应配戴助听器？

助听器是迄今为止（除人工耳蜗外）对感音神经性耳聋，或失去药物治疗及手术机会的传导性耳聋者来说，最实用、最有效的听力补偿与康复用具。不论单侧还是双侧听力减退，不论是传导性聋还是感音神经性聋，只要听力损失足以影响日常交谈，而且不能经内科或手术方法加以矫正时，都是选配助听器的适应证。刚戴助听器时可能不习惯，需要1～2个月的适应过程，应当由专业人员正确指导。

（1）年龄：使用助听器无严格的年龄限制，耳聋的婴儿需从3个月开始使用。学龄前儿童应及早选配助听器，以利于言语学习。孩子的听力呈渐进性下降，所选助听器的输出应适当放宽。

（2）耳聋程度：一般人听力损失为35～110dB HL。学龄前儿童>15dB。听力损失为35～90dB HL的，戴助听器的效果较理想。

（3）听力无波动3个月以上的感音神经性聋，如果先天性聋听力损失超过90dB HL，戴助听器对提高言语听力的作用下降，但可使患者感知某些警告信号，如汽车喇叭声、关门声、铃声等，同时有助于提高其说话能力，消除孤独感。噪声性聋、

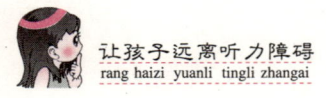

外伤性聋和中毒性聋的稳定期、突发性聋的稳定期等。

（4）传导性聋或混合性聋听力损失在 40~60dB HL 之间，戴助听器效果好。因此，当粘连性中耳炎、耳硬化症、慢性化脓性中耳炎的病人不具备听力重建条件时，可以选配合适的助听器。

（5）对有重振或言语识别率低的耳聋患者，应选配具有自动增益控制、大输出限制或全动态压缩功能的助听器，以提高患者的环境适应能力和言语听力，并保护患者的现有听力。

二、选配助听器之前需要知道什么？

选配助听器和验配眼镜一样重要。

（1）不同的听力有不同的解决方案：助听器必须根据不同的听力损失情况合理验配，配得不合适，轻则听不清楚，感觉十分嘈杂，重则有可能进一步损伤非常珍贵的残余听力。聋儿必须寻找专业的、有资质的机构进行选配。

（2）选配前全面听力评估：包括听力水平（听阈）测试，言语舒适阈测试，不舒适阈测试，中枢言语分辨率测试，外耳及耳道鼓膜情况检查，病史资料收集等等。

（3）合理的期望值：听觉系统复杂而且精密，能否听得清楚关系到两方面的问题：其一是助听器的频率响应及响度梯度控制等性能参数是否合适；其二是具备不具备良好的中枢言语分辨能力。前者受到助听器质量性能以及验配师调试经验的影响，后者只有靠自身逐步适应和坚持不懈的训练来得到改善。

（4）验配后需要调试：初次戴助听器需要"试听→初适应→调试→再适应→再调试"这样的过程，才会达到比较满意的

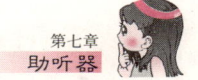

效果，一般需要分别在初次戴上助听器后相隔1个月、3个月、6个月返回选配中心调试一次。另外，由于听力水平有可能因为时间和年龄的改变而发生改变，为了使助听器始终保持最适宜的状态，所以起码每年需要返回听力中心测试听力，重新调试一次助听器。

三、小儿助听器的选择和配用

为保证小儿助听器验配的效果，建议遵循相同的验配程序。

（一）小儿年龄的界定

0~6岁阶段，需要划分为新生儿、婴幼儿和学龄前儿童三个年龄段。

（二）助听器的质量很重要

（1）助听器为符合国家和行业标准的所有类型和种类的助听器。

（2）耳模材料为不产热、无形变、对人体无毒、不引起变态反应、符合国家有关规定的化工产品。

（三）配戴使用前的准备

（1）详细向家长、亲属和监护人了解并记录儿童的现病史和既往史，力求找出导致和影响耳聋的原因。特别注意区分是否为遗传性聋或药物中毒性聋或自身免疫性聋。因为这些耳聋都有可能导致听力的渐进性下降。

（2）进行耳鼻咽喉科常规检查，尤其要注意鼻咽部、咽鼓

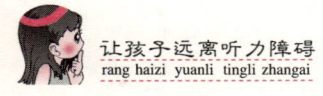

管和中耳腔的病变，这些部位的病变常可导致听力的波动。

（3）对疑有脑瘫、智力低下、孤独症、多动症、交往障碍等疾患的小儿，要请求神经科和精神科给予帮助，以排除非听力性言语障碍。

（4）学习能力检查不仅仅是对智商的了解，而且是对小儿交往能力、应对能力、思维能力、逻辑推理能力等综合能力的掌握，其结果对于制定小儿的训练计划和预测训练效果有着重要意义。

（5）根据年（月）龄的不同，采取相应的行为测听方法，了解小儿的主观听力情况。建议：0～3个月，采用听性反射；4～6个月，采用听觉行为反应；6～28个月，采用视觉强化测听；28个月～6岁：采用游戏测听或纯音测听的方法。大龄儿童除了测定气导听阈外，应同时检查骨导听阈和不适阈。这些对于助听器的选择十分重要。

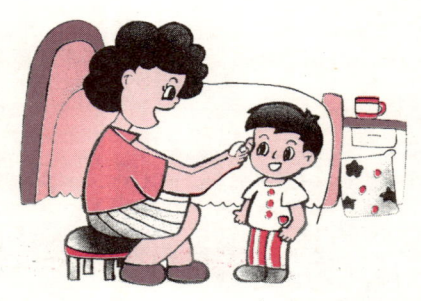

客观听力测试能够较准确地确定听觉反应阈，可采取的方法主要有：摇篮床测听、听性脑干反应、40Hz相关电位、耳声发射、声导抗、多频稳态反应等。其中，声导抗可以排除中耳疾患，耳声发射可鉴别蜗后病变，应列为必查项目。新近推出的多频稳态反应是一种既有频率特性，又可对耳聋程度作出判断的客观测听方法，对于小儿的助听器验配具有较高的指导价值，值得推荐。在做客观听力检查时，应尽量同时对骨导听觉反应阈进行判定。

（6）影像学检查可以排除和确定内耳及相关结构的异常，常规应检查 CT 和 MRI。

（7）怀疑耳聋与自身免疫有关时，应进行相应的实验室检查。

（四）为什么要制作耳模和试戴？

（1）耳模的作用：耳模不但具有将经助听器放大后的声音导入外耳道的作用，而且还可以固定助听器、防止脱落；使得助听器配戴舒适；密闭外耳道，防止反馈啸叫；更重要的是可以在一定范围内改善助听器的声学效果。因此，凡是选配盒式和耳背式助听器者，必须制作相应的耳模。

（2）耳模的种类：根据制作材料的不同，耳模可分为软耳模、半软耳模和硬耳模三种。软耳模与耳郭和外耳道软组织相容性好，不容易造成损伤，因此为小儿使用助听器时的首选。

（3）耳模的形状：耳模的形状与听力损失的程度有关。一般情况下，极重度和重度聋，选择密封性好的壳式耳模；重度和中重度聋，选择框架式耳模；中重度和中度聋，选择半框架式耳模；中度聋和轻度聋选择耳道式耳模。

（4）声孔的形状和阻尼：号角式声孔可较好地提升高频的声音；反号角声孔可降低高频声输出；在耳模胶管或耳钩中放置阻尼可降低中频输出。因此，当高频听力损失较重时应选择号角式声孔。

（5）气孔的选择：气孔可降低堵耳效应，戴起来更加舒适，因此在不影响声孔位置的前提下，应尽量选择气孔。

（6）耳模的更换：由于小儿的耳郭和外耳道在不断发育，一段时间后，耳模的密封性降低，对于听力损失较重者，会出

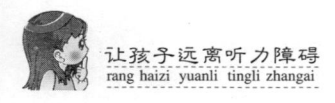

现反馈啸叫，影响助听效果，因此需定期更换。对于听力损失较重，配戴的助听器声输出较大的小儿更是如此。一般，3个月内的小儿，应每月换一次；3～9个月者，应两个月换一次；9～18个月者，应3个月换一次；18～36个月者，应6个月换一次；3～6岁者，每9个月或1年换一次。部分小儿会对耳模材料发生过敏反应，应引起注意。

（五）教你选择助听器

1. 助听器形状的选择

目前常用的助听器主要有盒式、耳背式、耳内式和耳道式。

（1）盒式助听器：戴起来不够方便，由于身体的板障效应，具有较多的低频噪声和摩擦噪声。

（2）耳内式和耳道式助听器：需要定期更换外壳，由于麦克风和耳机的距离近，为防止反馈啸叫，声输出不宜太大。此种助听器价格相对较高。小儿不宜首选这类助听器。

（3）耳背式助听器：不但戴起来方便，而且声输出的设计具有很大的灵活性，因此应作为小儿使用的首选。

2. 助听器技术线路的选择

现阶段，助听器根据控制方式和技术线路的不同，可分为模拟助听器、编程助听器和全数字助听器三种。其中全数字助听器具有声音分析能力，分辨率高，戴起来舒适并且能有效地保护残余听力，小儿应首选此类助听器；但对于听力损失严重的小儿，为保证对声音的听感知，模拟助听器也是一种选择。

（七）哪只耳朵戴助听器更好？

双耳听力对于辨别声音的方向，减低环境中噪声的干扰，提高分辨率，减少戴助听器的疲劳感有着十分重要的意义，因此小儿应坚持双耳同时戴助听器。更为重要的是，双耳同时戴助听器可以避免出现"听力剥夺"现象。如因特殊原因暂时选配了一只助听器，要创造条件，尽量做到两耳交替地戴，并尽快选配另一只耳的助听器。

四、配戴助听器后都能满意地听到声音吗？

对这个问题的回答是否定的，也就是并非如此。因此，在购买和应用助听器前，应首先经过耳科医生专门的听力检查来决定有没有配助听器的必要。因为有些耳聋患者可以通过治疗来改善听力。比如，像伤风感冒后咽鼓管阻塞引起的听力下降，只要将感冒治愈了，保持咽鼓管的正常功能，听力就可恢复。再如耵聍堵塞的患者，去除耵聍后听力也就提高了。另外，鼓膜干性穿孔者，条件具备时可行鼓膜修补术以提高听力。这类患者不需要配戴助听器。有些患者的主要矛盾并非耳聋，而是某些亟需处理的疾病，如胆脂瘤性中耳炎、听神经瘤等等。这些患者首先应充分治疗，也就是通过手术清除病灶后再考虑配戴助听器。

助听器针对某些既不能用药物，又不能通过手术使听力恢复的耳聋患者，以达到提高听力为目的。就像用眼镜弥补视力缺陷一样来弥补丧失的听力。

初戴助听器需要一定的适应期，戴助听器的适应期约为2～3个月。初戴时应注意：①音量不必过大，而是逐渐增大以便于适应。②戴助听器的时间可每日逐渐增加。③选择安静环境，嘈杂只会增加心理负担。

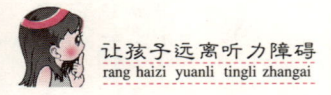

五、走出常见的助听器选配误区

1. 误区一

别人都说,婴幼儿戴助听器会不习惯,而且影响发育,等到了7~8岁懂事以后再配也不迟。

专家提示:一旦发现婴幼儿有听力损失,应尽早验配助听器,否则不但会影响双侧大脑的发育,而且会造成聋儿的心理障碍。据报道,在国外最早的验配时间是出生后3个月。

2. 误区二

小孩子配戴助听器以后就会张口说话,不需要特别的训练。

特别强调:人的语言学习关键时期是从出生到3~4岁。婴幼儿配戴合适的助听器仅仅是日后学习语言的第一步,最艰苦也最关键的是验配后的听力语言训练。

3. 误区三

只要戴上助听器能听见就行了,管他是单耳还是双耳。

专家强调:双耳戴助听器有许多好处,能增强听觉平衡和定位能力、提高增益和信噪比、提高语言识别率等等。对于婴幼儿,双耳戴助听器有利于双侧大脑的平衡发育和心理健康。

4. 误区四

人家都说,戴了助听器,就像戴眼镜一样摘不下来了,而且听力也会下降得越来越快。

专家告知:助听器的作用就是最大限度地利用聋人的残余听力来帮助他们回到有声世界。无论是哪一种类型的耳聋,只要验配合适的助听器,都不会导致听力继续下降。自体衰老的退行性变和疾病引起的听力下降不在此列。

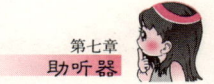

5. 误区五

街上到处都是卖助听器的，随便买一个就可以了。

特别提醒：助听器不是简单的商品，验配人员都必须是经过专业培训的，如果验配不当，造成的后果非常严重。

6. 误区六

刚戴上助听器的时候，有人会感到不舒服，是不是他不适合戴助听器啊？

爱心预告：刚戴上助听器的时候，特别是以前从未戴过的人，都有一个适应期，以正常的心态逐渐适应后，助听器的好处就越来越明显了。

六、双耳选配助听器益处多多

用双耳来听和用双眼来看同样是十分重要的！如果两只耳朵都有听力损失，那么将会从双耳选配助听器中受益多多。双耳同时戴助听器的益处是：

（1）提高辨别声音方位的能力。

（2）使人轻松聆听，有效提高语言理解力。

（3）在嘈杂的环境中有效抑制噪音，聆听自如。

（4）大大降低进一步"听力丧失"的危险。

（5）让人轻松获得更完美、舒适、动听的声音。

七、关于戴助听器的期望值

（1）配戴助听器可以补充损失的听力，各种类型的助听器补充听力的期望值不同。模拟助听器：50%左右；数字助听器：

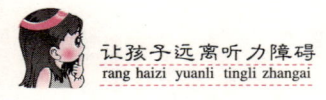

75%；人工智能助听器：90%以上。

（2）早发现、早补偿虽然是早期干预中的关键，却相对容易做到、做好，而更为复杂、更为艰巨的任务是听力语言康复训练。

（3）听力语言康复是一个长期的训练过程，需要家长、老师有足够的耐心和信心以及掌握有效的方法。助听器为孩子的听到→听清→听懂打下了基础，这时应该依据孩子成长发育的规律，参考他们的兴趣进行康复训练，在日常生活和游戏中学习听和说。家长应该与孩子建立正常的、适合于康复训练的"父母－孩子"交往关系。

八、聋儿拒绝戴助听器的原因及对策

（一）聋儿拒绝戴助听器的原因

（1）以往聋儿很少听到声音，一旦戴上助听器，突然感受到声音，搞不清是怎么回事，感到害怕。如果一开始声音就过大，还会加剧聋儿的害怕心理。

（2）耳机（或耳模）放在耳朵上，使聋儿感到不舒服。

（3）别人都不戴助听器，这会使聋儿感到自己特殊，认为不是好事。

（二）解决问题的对策

（1）耳塞（或耳模）的质地、大小、光滑程度等应尽量适合孩子的实际情况，太硬、太大或太粗糙都容易被孩子拒绝。此外，初次戴用时不要将耳塞硬往孩子耳朵里插，动作要轻，

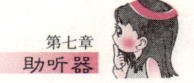

第七章 助听器

否则有可能让他今后一看到助听器就害怕。总的说来，耳模往往比耳塞更容易被孩子接受。

（2）初戴助听器应该选择一个安静的房间，声音不要调得太大。而且，最好让孩子听一些比较明快的声音，比如流水声、钟表的滴答声、柔美的音乐声等。千万不要在孩子刚一戴上助听器时就迫不及待地教他说话。这样做往往适得其反。应过一段时间后再一对一地进行说话练习，最后才让孩子戴着助听器到较复杂的声音环境中去。

（3）如果孩子坚决不戴助听器，家长可以帮助孩子采用分步戴用、逐渐适应的办法。比如先让他戴上耳塞（或耳模）；适应后再接上导线；过一段时间再接上助听器的机体；最后才让他听声音。

（4）在孩子逐步习惯的过程中，要根据孩子对声音的反应调节各个旋钮，尽快找到最佳位置。

（5）初戴助听器时，每天戴用的时间不宜过长，孩子表现出反感了就摘下来；但每天都应比前一天戴用的时间长一点才对；逐步做到醒来的第一件事就是戴上助听器。

（6）强迫孩子戴用助听器无论如何都不是好办法，应该尽量避免。在孩子戴助听器哭闹的时候，应当试着分散一下他的注意力，比如让他玩一件新玩具等。实际上，孩子戴用助听器时间长了，就能体会出助听器的好处。到那时候，不让他戴用助听器，反倒会引起孩子哭闹。

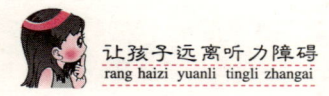

第三节

助听器的检查与保养

随着孩子一天天长大,他应该学会照顾好自己的助听器。家长也应该每天检查,看看助听器和电池是否在正常工作,参看用户手册,使用一些助听器专用工具进行检查,并且经常维护。

(一)助听器的检查

(1)用听诊器式检查器检查助听器是否工作正常。

(2)用电池测试器检查电池。如果助听器不能工作,或者在更换电池后声音异常,要请听力学家或技术人员再做检查。

(3)如果戴上助听器后出现啸叫声(声反馈),要找出原因。如果是耳背式助听器,可能需要清洁耳模,检查软管是否需要更换,或者需要制作新的耳模。在孩子身上发生啸叫声的最常见原因,是耳朵发育了,耳模相对变得太小了。如果是耳内式助听器,就应该检查传声管是否积有耳垢。同样由于耳朵发育的关系,耳内式助听器的外壳可能已经相对太小,需要重新制作。

(二)助听器的保养

要懂得何时需更换耳模和助听器之间的传声软管。软耳模密闭性好,安全性高,适合聋儿,但夏天较闷热;硬耳模材质较硬,应避免跌落或碰撞,尤其是在冬季更要注意。以下情况需请专业人员更换耳模:耳模跌落损坏;耳模尺寸不合适;耳模内的异物无法清除。

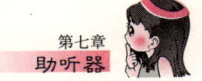

1. 耳内机的清洁与保养

耳内机特别容易因油耳或耵聍堵塞造成无声，应每天清洁耵聍防护器：①用软布轻轻擦去周围的耵聍。②在清洁垫上按压耵聍防护器并拖动清除耵聍。切忌使用任何水剂或油剂清洁助听器。

2. 耳背机的清洁与保养

每天清洁耳模和麦克风口，用干燥软布擦拭。每周用中性肥皂清洗耳模（开放耳塞和 delta 除外），清洗前，一定要将耳模和助听器分开，机体不要沾水；安装前可用耳模吹气胆，一定要保持耳模和导管的干燥。

3. 盒式助听器的保养

保持耳机和话筒输入孔的清洁，不要被异物堵住。使用中不要发生导线缠绕、打结及用力拉扯，防止内部导线断裂而造成助听器无声或声音不连续。

（三）注意助听器的防潮处理

可能是因为出汗，空气湿度大，或者在戴助听器时弄湿而使助听器受潮。夏天汗水多并带有盐分，对电子器件的腐蚀性远比水厉害，应避免用潮湿的手触摸和暴晒。一旦受潮，切忌用电吹风的方法进行干燥，请取出电池，放入干燥盒。正常运行后，仍应每天吸走残剩潮气，若干燥剂变色需晒干后再使用。定期去经销商处做真空抽湿和电子干燥。

（四）助听器的日常保存方法

助听器不用时请取出电池，这样做的好处是：①延长电池的使用寿命。②防止电池氧化造成簧片污损，导致助听器无声。③一旦未关闭，发出的"哔哔"声会引起儿童注意，并且导致

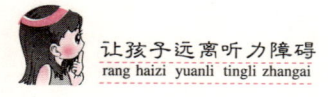

不必要的损坏。避免在儿童面前清洁部件或更换电池。

（五）要知道去哪里维修助听器

如果可能，将助听器的调校设定和功能配置打印或记录下来。如果助听器需要修理，应当在修理后核对助听器的设定配置是否正确。听力学家或顾问可帮助家长对助听器进行设置。请记牢生产厂家及维修店的联系方式。

（六）助听器啸叫的解决办法

助听器在耳内发生啸叫可能与以下情况有关：①戴得不正确或清洗耳模后左右耳安装错误，请重新安装、试戴。②声管老化或破损，需要更换声管。③耳模偏小或气孔太大，需重新制作耳模或减小气孔内径。④声反馈管理器需要调节，需咨询听力专家。

助听器与聋孩子的未来

以上介绍了助听器的选择、保养及诸多注意事项，希望对家长朋友们有所帮助。但是，孩子配戴了合适的助听器并不代表孩子就能很好地听话和讲话，以后的生活中还会有很多困难。家长要教会孩子如何去面对困难，让孩子亲身经历挫折，帮助他们成长，逐渐独立。在孩子没有帮助就不能处理的场合，也不应过度保护。如果孩子能坚强、独立及自信地成长，他们就能不受或少受听力损失的影响，从容面对各种困难。家长不必成为专业教师或儿童心理学家，需要做的就是给予恰当的关爱和支持。

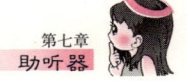

第七章 助听器

大家都对自己的孩子充满期望，希望他们能好好学习，品学兼优。听力损失可能使孩子的学习能力、会话能力和社交能力的发展受到影响，但并不表示他们不能过正常生活。家长们必须在期望值太高和期望值太低之间找到正确的平衡点。

必须考虑孩子的能力，以及他正在哪个发育阶段。如果期望值过高，孩子便会因很难达到家长的期望值而充满挫折感。但是，如果设定的目标过低，不提出合理的要求，孩子就可能毫无上进之心。

孩子不应该借口自己有听力损失而不分担日常家务（如清洁打扫、收拾碗碟等）。让孩子多参与家务，并在参与中体会到家长的信任与关爱，有助于他们提升自我形象和劳动的积极性。

某些家长通过选用尽可能最小的助听器和改变孩子的发型来掩饰孩子的听力损失。这说明家长对孩子戴助听器感到困窘，其实大可不必。许多幼儿喜欢戴颜色鲜艳的助听器。如果他们希望展示自己的助听器，愿意在

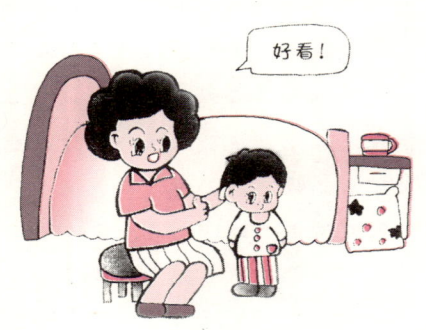

留短发的情况下戴助听器，或者愿意戴耳背式助听器，应允许他们，跟他们一起接受戴助听器的事实。

一般人对听力损失和助听器的知识了解不多，但如果家长主动谈起，您会发现大多数人，不管是家人、学校教师还是朋友，都会对此感兴趣。您可以告诉他们有关听力损失的知识，对生活的影响，帮助他们理解为什么孩子有时会有异常反应，为什么某些聆听条件会令孩子感到特别困难。

随着孩子的长大，升入新的学校，家长要鼓励孩子向新教

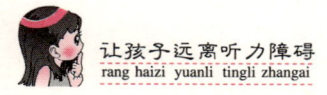

师和新同学说明听力损失和助听器的相关问题,告诉他们可应用的简单的交谈技巧,如不要大声喊,说话时不要遮住嘴,这将使孩子比较容易适应新环境。

朱和喜

朱和喜,男,1950年出生,安徽省巢县人,著名聋哑人画家,毕业于中国书画函授大学,现为:中国美术家协会会员,安徽省美术家协会会员,中国聋哑人美术家协会负责人,国际三级艺术大师,加拿大世界书画家协会副会长,新神州艺术院高级名誉顾问,中原书画研究院名誉院长,中国艺术研究院创作委员,中国书画家协会顾问,上海民族画院名誉院长,中国当代硬笔书法家协会湖南分会艺术顾问,省残疾人美术协会常务主任,市聋哑人协会主席,中央书画院顾问,芜湖市书画院院外专业画家,南京国际文化艺术交流中心高级画师,现代民族书画艺术家协会副主席,中外书画家联谊中心副理事长,山东薛城书画院名誉院长,中国书画家艺术交流协会顾问,菏泽地区书画研究院名誉院长。

第八章
人工耳蜗

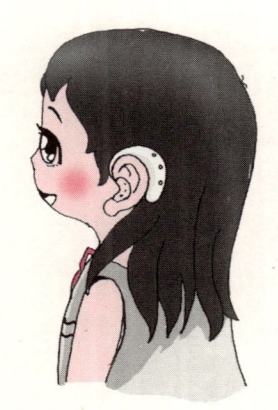

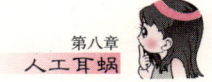

第八章 人工耳蜗

第一节

人工耳蜗常识

一、什么是人工耳蜗？

人工耳蜗也称电子耳蜗、人工耳，是一种需借助于手术方式植入、能帮助配戴助听器无效的极重度聋患者获得听觉的电子装置。

如前所述，正常情况下，声波由外界经外耳、中耳传至内耳，导致内耳毛细胞将机械振动转化成生物电刺激，并经听神经将信号传入中枢而产生听觉，完成听觉过程。人的

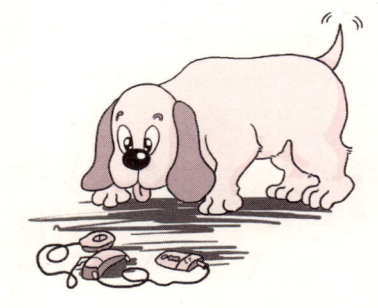

耳蜗毛细胞是接受声音的感觉细胞。当耳蜗毛细胞损伤严重时，就会出现严重的耳聋。根据声音在听觉通道传递的机制，使用适宜的电子装置取代毛细胞，将声音信号经听神经向中枢传递，这样的装置就是人工耳蜗。人工耳蜗就是替代已损伤的毛细胞，通过电流使听觉神经重新获得声音信号，即一种替代人的耳蜗功能的人工装置，是一种高科技产品。

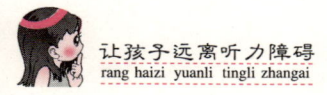

二、人工耳蜗发展的来龙去脉

耳蜗植入技术的发展在世界各地约有30年。它有单导和多导等形式。1957年法国专家将电极放在病人的听神经上进行电刺激，病人可以分辨某些音调和单词。1961年美国人House等用电刺激病人的鼓岬，病人可对某些刺激产生反应。随后House等人再次将单导电极放入此病人和另一病人的耳蜗内。1964年美国人Simmons等用电刺激病人的听神经和下丘脑。刺激听神经时，病人能分辨某些音调。1965年和1966年，Simmons等人做了更进一步的研究，他们将六个电极放入一位全聋病人耳蜗的蜗轴内，病人能听出音调的变化。

20世纪60年代末，澳大利亚墨尔本大学的Craeme Clark教授与同事发明了多导人工耳蜗植入系统。经过多次更新换代，并由澳大利亚Cohlear公司与墨尔本大学合作研究成功了Hucleus22型，共有22个电极。该系统1985年获得了美国食品药物管理局（FDA）的批准，可用于成人患者，又于1990年获准应用于耳聋儿童。1997年又推出了Nucleus24型，它多了2个蜗外电极，使言语处理方式更具灵活性。

上世纪70年代末，美国加利弗尼亚大学开始研制多导人工耳蜗，经多年的研究与实践，于1991年3月研制成功了Clarion人工耳蜗系统并应用于临床。此系统包括8对电极，分别排列于硅橡胶载体上。电极序列呈螺旋状排列，以适应耳蜗的螺旋状结构。

自上世纪80年代以来，奥地利MFD-EL公司与研究机构和大学合作研制Combi人工耳蜗系统，于1994年推出Combi－40

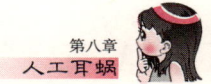

+系统。此系统包括12对电极,电极载体为卵圆形横截面,手术时可较深地插入电极。

2005年由中国科学院院士、复旦大学附属眼耳鼻喉科医院教授王正敏领衔,历时近10年研发成功中国首个拥有自主创新技术和专利的"国产多道程控人工耳蜗",其价格比进口同类产品低一半以上,为我国聋儿人工耳蜗植入手术的普及带来了希望。

三、人工耳蜗的构成

人工耳蜗由体外和体内装置两部分构成,体外部分包括麦克风、言语处理器、发射线圈;体内部分包括接收线圈、解码器、刺激电极及参照电极。

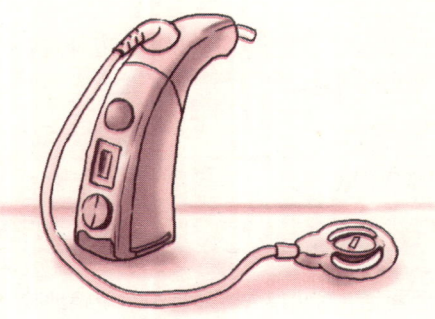

四、人工耳蜗工作的奥秘

麦克风接收声信号,通过言语处理器,将声信号进行数字

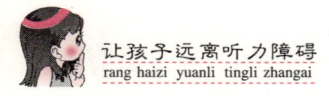

编码等处理,通过发射线圈经皮肤传送到植入体内的接收线圈,这种携带有相应频率及电流强度的脉冲经过解码处理后,继续传送到多个刺激电极,信号通过听神经传到听觉中枢进行辨别处理后产生听觉。人工耳蜗植入术后,听力学家需为每一位人工耳蜗植入者进行个性化编程,以保证每一位人工耳蜗植入者能对电刺激产生合适的听觉感应。

五、使用人工耳蜗与助听器的区别

使用人工耳蜗与助听器均为听力康复的手段。人工耳蜗适用于那些听力损失程度严重、不能从助听器获益的患者;人工耳蜗植入需手术进行,术后变化不可逆。术前必须双耳选配合适的助听器3~6个月,确认助听无效。(表8-1)

表8-1 人工耳蜗与助听器的比较

项目	人工耳蜗	助听器
机理	听力重建,替代毛细胞,电刺激听神经	听力补偿,存在残留毛细胞,扩音
适应证	耳蜗病变	蜗前及耳蜗病变
听神经病	部分有效	基本无效
方法	手术植入	选配,无损伤
两者转换	不可逆;可更换人工耳蜗	可更换助听器或选择人工耳蜗
效果	低频略受限	高频略受限
价格(单侧)	>100000元	<30000元

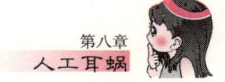

第二节

人工耳蜗植入知识点滴

一、人工耳蜗植入的选择标准

人工耳蜗植入在不同国家和地区会有所不同,大多数国家选择标准如下:

(一)什么样的聋儿选择人工耳蜗手术?

(1) 双耳重度或极重度感音神经性聋(PTA 3Fs≥80dB)。
(2) 年龄在18个月~9岁(美国FDA通过)。
(3) 戴3~6个月合适的助听器,听力康复训练后听力改善基本无效或微效。

1)5岁以下的患儿,不能建立有效的听觉交流功能。

2)5岁以上的患儿,开放式言语认知≤50%。

3)2kHz及以上频率的助听听阈在言语谱范围之外。

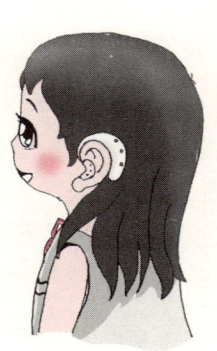

(4) 无手术禁忌证,如急慢性外、中耳炎发作期和其他全身器官不适合手术者。
(5) 父母及家人对聋儿改善听力有强烈愿望。
(6) 良好家庭支持及良好家庭聆听环境。

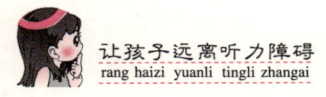

(7) 对人工耳蜗有正确认识和适当的期望值。

(8) 针对聋儿的需要,有一套完整的听力语言康复计划。

(二) 为语前聋儿选择人工耳蜗手术

一般指 9~20 岁的语前聋患者,即在具有语言学习经验之前发生的耳聋。

(1) 双耳重度或极重度感音神经性聋(PTA 3Fs≥80dB)。

(2) 自幼有助听器配戴史,听力语言训练史。

(3) 助听器无效或效果很差,在最好助听聆听环境下言语识别率测试得分≤40%。

(4) 可利用口语/听交流或唇读交流。

(5) 无手术禁忌证,如急慢性外、中耳炎发作期和其他全身器官不适合手术者。

(6) 有家庭和朋友的支持,本人强烈希望回到有声世界,并具有良好的心理素质。

(7) 有良好的文化知识获得环境,如继续在聋校学习,有良好的聆听训练环境。

(8) 对人工耳蜗有正确认识和适当的期望值。

(三) 为语后聋儿选择人工耳蜗手术

一般指已有语言和口语学习经验之后发生的耳聋。

(1) 双耳重度或极重度感音神经性聋(PTA 3Fs≥80dB)。

(2) 助听器无效或效果很差,最佳助听聆听环境下句子认知测试得分≤40%。

(3) 无手术禁忌证,如急慢性外、中耳炎发作期和其他全身器官不适合手术者。

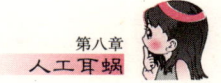

（4）有家庭和朋友的支持。

（5）对人工耳蜗有正确认识和适当的期望值。

（6）有适当的心理素质和主观能动性。

二、儿童人工耳蜗植入术前应做的检查

（1）听力测试：年龄大的儿童可采用纯音听阈测试；年龄小或不能配合的儿童则采用小儿行为测听。如：小于6个月，用行为观察测听（BOA）；6个月～2.5岁，用视觉强化测听（VRA）；大于2.5岁，用游戏测听。患者双耳的听阈大于90分贝，属于重度或极重度感音神经性耳聋。

（2）声导抗：了解患者中耳的功能，检查患者是否存在中耳病变。

（3）客观检查：包括听觉脑干诱发电位（ABR）、40Hz听觉诱发（40HzAERP）、耳声发射（OAE）。通过上述检查，可判断患者是属于蜗内病变还是属于蜗后病变。

（4）CT、磁共振检查：患者内耳结构是否正常。如有畸形，电极则不能插入。

（5）助听器选配与评估：双耳选配最适助听器，进行康复训练8～12周后进行助听听阈测试，即戴上助听器后测试听力。如果听力可以达到正常人的言语频率范围，可以考虑配戴助听器进行康复训练。

（6）言语测试：双耳戴最适助听器，分别测试左耳、右耳及双耳情况。其开放式言语辨别得分为0%，封闭式言语辨别得分为机会值。

（7）听神经功能测试：测试年龄大一些的聋儿戴助听器后

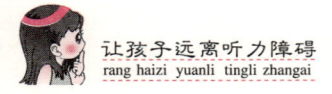

的听觉反应,用以确定听神经的功能。

(8)全身检查:患者对全麻手术及术后训练无禁忌证。

三、人工耳蜗植入的相关事宜

(一)内耳畸形能够进行人工耳蜗植入吗?

许多内耳发育畸形的情况能够进行人工耳蜗植入,并获得较好效果,如大前庭导水管综合征、Mondini 综合征、共同腔畸形等。如果本身内耳腔就较小,需要关闭部分电极。关闭电极过多就会影响听的效果。内耳严重发育不良者,如 Micheal 畸形,内听道缺如、狭窄等严重畸形,由于电极不能植入,一般不做人工耳蜗植入术。

(二)为什么多数人不采用双侧植入人工耳蜗的方法?

从中国人目前的经济状况看,双侧植入人工耳蜗以及术后所涉及的耗材等都是一般家庭所不能承受的,对生活质量的提高不是很明显。未植入人工耳蜗侧可根据听力情况配戴合适的助听器,以达到声源定位的作用,使人工耳蜗植入者听得更好。

(三)未进行人工耳蜗植入的另一耳需要戴助听器吗?

听中枢如果得不到声刺激,时间长了也会发生废用性萎缩。曾经有人作过调查,长期一侧耳戴助听器的患者在进行听力检查时,不戴助听器一侧虽然纯音听阈变化不大,但语言理解力明显下降,说明听觉中枢有退行性变化。因此,为了避免另一侧的听觉中枢萎缩，理论上可以在使用人工耳蜗的同时，另一侧戴助听器。但是，使用助听器的前提是要有一定数量的毛细胞。如果毛细胞缺失过多，使用助听器后听到的声音常常变形，这样会干扰人工耳蜗的作用，所以植入人工耳蜗后，患者常常不愿意再使用助听器。

（四）双侧人工耳蜗植入的优点是什么？

（1）符合正常的听觉生理，有立体声感。

（2）改善言语分辨率，特别是在有环境噪声时。

（3）改善听阈。

（4）增强定向能力。

（5）有利于平衡。

（五）双侧人工耳蜗手术时间的选择

（1）一期手术：双侧人工耳蜗植入可同时进行。

（2）二期手术：双侧人工耳蜗植入的时间间隔>6个月。

（六）双耳植入人工耳蜗的切身感受

姓名：Ray Hare

职业：美国西南威尔士主要产业部，小麦改善首席研究科学家

人工耳蜗状态：双侧人工耳蜗

植入体：两个 Nucleus 24 植入体

言语处理器：两个 ESPrit 3G 处理器

第一个植入体植入时间：2003年7月10日

第二个植入体植入时间：2004年4月1日

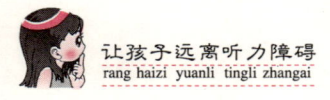

切身感受：自从接受双侧人工耳蜗植入以来，我的听力显得稳定了。我现在可以轻松地使用手机（拨至't'档），而使用助听器是不可能做到这一点的。不用字幕我就可以看电视，但还是发现字幕对某些口音很重或者声道差的节目非常有帮助。我对音乐、特别是古典音乐的感知能力在慢慢提高。有些乐器听起来很好，而另一些则非常接近我认为它们应该发出的声音。我发现双侧植入人工耳蜗明显要比单侧植入好得多。虽然在嘈杂环境下的聆听有时还是困难的，但在声音质量上已经比只有一个耳蜗或者使用双侧助听器明显改善了。另外，当一个言语处理器需要维修或电池没电时，第二个人工耳蜗可以提供支持。这就意味着我从来也不会听不到，而且我总是愿意替换用完的电池，以保持双侧聆听。

总之，无论是社交还是职业生涯，我的生活又恢复了正常。就我的情况而言，已经证明了双侧人工耳蜗对维持一个几乎全聋人的听力世界是非常重要的。它们让我可以继续过一种积极的、与人分享的生活，而不存在任何实际困难。

我的双侧听力优势：

（1）人们不再需要反复说话，因为言语可识度得到了提高。

（2）可以更好地欣赏音乐。

（3）在全天活动（例如会议和研讨）中，将注意力集中在听觉上的压力大大减轻。

（4）导致头疼的紧张状态很少出现。

（5）声音更清楚、更全面，不失真。

（6）声音被集中在我的头脑中央，而不仅是一侧。

（7）对第二个植入体的适应非常快，只要几天，而且每个植入体传出的声音都是一样的。

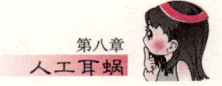

第八章 人工耳蜗

(8) 声音是立体的,即具有方向性的。

(七) 人工耳蜗植入术是怎样进行的?

人工耳蜗植入术是在全麻下做的,并先行耳后弧形切口,切开皮肤、皮下,暴露乳突骨质。按照植入物的大小在乳突后部骨质上用电钻磨出一个相应大小的骨床。骨床周围用小的切割钻头磨出若干个小孔,以备穿线固定植入物。行乳突开放术,开放鼓窦;开放后鼓室;暴露砧镫关节及鼓岬,用直径为1.2mm的金刚钻头在鼓岬上开窗;插入试验电极;然后把待植入的人工耳蜗放入准备好的骨床内,将刺激电极从鼓岬开窗处插入耳蜗,把参照电极放在颞肌下面;用缝线固定植入物;逐层缝合皮下组织及皮肤;伤口加压包扎。

(八) 人工耳蜗手术的并发症有哪些?

(1) 术后伤口不愈合或血肿形成。

(2) 面瘫,发生率约为2%。大多为一过性的,可以保守治疗。

(3) 非听性刺激,包括面神经刺激、疼痛、前庭棘神经反射等。

(4) 电极脱位,常发生于乳突根治术腔,需要再次手术植入,因此要注意术中电极的固定。

(5) 植入体发生故障,需要更换。根据欧洲的统计,10年以后,有95%的人工耳蜗仍然在使用。更换耳蜗的原因主要有:外伤、机械故障、患者自己想更换产品等。

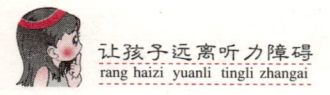

（九）人工耳蜗植入术后需要注意的一般问题

（1）首先在术后第一天进行 X 线拍片检查，观察电极是否正确植入。

（2）每天换药，注意观察皮瓣的情况。

（3）术后 10 天拆线，比普通手术拆线晚。

（4）术后 1 个月开机调试，以后按需进行调试。

（十）人工耳蜗使用中的听觉能力发展

人工耳蜗使用者至少要发展两项听觉能力，才能最好地利用电刺激引发的听觉。一项是对韵律的知觉，包括振幅、音长等方面的信息；另一项是对音调分辨的知觉能力，包括第一、第二共振峰的信息。这两方面的能力要综合发展，其过程大体包括以下几个阶段：

（1）察觉：以游戏形式进行听声条件反射训练。

（2）分辨：包括对音长、节奏、共振峰等的分辨。如分辨元音：元音的主要区别在第二共振峰。舌位靠前的元音第二共振峰频率较高，如"i"；舌位靠后的元音第二共振峰频率较低，如"O"。

（3）确认：包括对超切分成分和切分成分的确认。超切分成分包括音长、响度、声调、语气等；切分成分包括音节数量、音素等方面的差异。在这一阶段，聋儿能复述出听到的音、词、句。

（4）理解：能明白听到的声音的含义，并能进行交流。

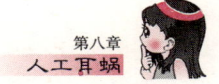

第三节

人工耳蜗术后康复与装置保养

一、人工耳蜗植入术后康复与相关常识

（一）为什么植入人工耳蜗的年龄越小越好？

通过医学研究和调查发现：耳聋的时间越短，人工耳蜗植入后的效果越好。这是因为如果耳聋的时间长，听神经一直得不到声音信号的刺激，功能会退化。另外，更重要的是，对语前聋的儿童来讲，由于0~3岁是语言发育的黄金时期，所以越早植入人工耳蜗对孩子的语言学习越有好处。年龄偏大的孩子，由于错过最佳时机，效果会差些。对于具体情况，人工耳蜗植入小组的专业人员会给出建议。

（二）人工耳蜗植入后是否会造成某些副作用？

根据以前病例的手术报告，显示人工耳蜗植入手术只是颅骨外的手术，不会对脑组织产生不良影响，对植入者的成长发育和智力均不造成负面影响。其并发症与其他手术的并发症一样，包括麻醉意外、伤口感染、出血等，以及属于耳鼻喉科手术的并发症，这些均是手术可能发生的风险，这些情况通常只是暂时的，会随手术伤口愈合而消失。手术后开机时，如出现面部抽搐等问题，可通过调节言语处理器的程序予以消除。

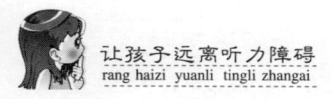

（三）植入人工耳蜗后能做体育运动吗？

人工耳蜗装置，是为了让聋人能过上活跃的正常生活而设计的。植入人工耳蜗之后，做什么活动都不会有妨碍。如果孩子以前参加过特别激烈的或水下的运动，做了植入手术之后还要继续做这类运动，那么应该在做运动之前先和临床医生商量。

（四）植入人工耳蜗后听力将会如何？

每个孩子最初使用人工耳蜗的经验都是独特的。不过，植入人工耳蜗的大多数孩子都说，听到的声音是随着时间而有所变化的，一天会比一天好。如果以前用过助听器，就会发现植入人工耳蜗跟使用助听器听到的声音是不一样的，音质比以前更"细腻"，能够听到一些高调的声音。那些在植入人工耳蜗前几乎没有或完全没有听力的孩子，很快就能习惯所听到的声音。如果已经很久没有听到声音了，现在要重新适应所听到的声音，就可能需要一段时间。只要能够和工作人员配合（包括言语治疗师、听力师、临床工作者），就会在这个阶段得到他们为聋儿提供的帮助。

（五）植入人工耳蜗后听到声音就能开口说话吗？

1. 了解决定因素

植入人工耳蜗后能够开口说话的时间要根据以下因素综合考虑：

（1）聋儿自身的因素：耳蜗发育情况，耳聋时间的长短，发生耳聋时的年龄，致聋的原因，内耳听神经纤维的情况，对获得或恢复听力的渴望程度。

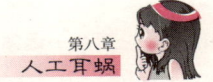

（2）手术和调机的因素：手术植入时的年龄，电极插入情况，调机配合情况，调机准确性。

（3）术前术后康复情况：术前是否戴过助听器进行术前训练、术后康复训练情况。

2. 抓住重点

综合上述因素可以理解到开口说话的时间是因人而异的，不要过分强调植入者在某一时间内能够说话，应该把精力放在科学的语训和健康的心理指导上。

（六）植入人工耳蜗后如何进行调试？

一般在术后1个月左右进行开机调试，其后每周调试一次，大约历时3个月，待调试结果稳定后，每月调试一次，再每半年调试一次；或在有特殊情况时，如发现听声障碍、头部外伤等怀疑植入者的程序发生变化时即进行调试。

听力学家为人工耳蜗植入者连接人工耳蜗的体外部件，并通过导线连接到操作系统上，一般先检查各电极的阻抗，并决定使用何种编程策略、刺激模式、刺激波宽速率等参数，随即根据植入者的表现加以调整，为每一个电极定出听阈和舒适阈。最后将调试结果作为程序储存于植入者的言语处理器中。

（七）人工耳蜗植入术后需要进行多长时间的康复训练？

语后聋的患者，由于在耳聋之前已经建立了听觉语言系统，能够听懂语言并说话交流，植入人工耳蜗后结合一段时间的训练，可较快地掌握人工耳蜗的声音信号，恢复言语交流。语前聋的儿童在开机听到声音后，他（她）的听力年龄只有0岁，需要从察觉声音开始，逐渐学会区别、确认声音，理解言语，发展说话能

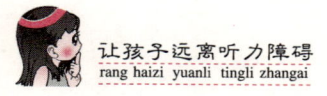

力,从而建立自己的听觉语言系统。此过程与正常儿童类似。帮助人工耳蜗植入的儿童学习聆听、发展语言能力的康复工作,称为"听力语言康复"。这是康复训练的重要内容,应由专业人士与家长配合进行。通常需要几年的强化训练。

(八)人工耳蜗术后听力康复训练注意事项

(1)设立正确的期望值,确立合理的阶段性目标,会有力地促进聋儿康复水平的提高。目标制定不切实际,只会阻碍其发展。由于接受人工耳蜗植入的孩子存在个体差异(耳聋发生年龄、手术年龄、听神经存活数量、电极插入情况、术前持续戴助听器时间、术前接受康复训练的情况,以及个体认知水平、性格等因素),训练进度和效果不可能完全一致。因此,不要把他们做横向对比,而应根据不同情况设置针对性的发展目标。

(2)坚持鼓励引导,要帮助聋儿接受这一新事物,喜欢人工耳蜗并树立语言训练的信心。不要对聋儿施加压力。

(3)训练初期要提供安静的环境,适当时候开始噪声环境的训练,信噪比可以从+10dB逐渐递减。

(4)从熟悉的内容着手,在聋儿听觉水平还比较低时,要用他最熟悉、最喜欢的内容进行训练。

(5)提供丰富多彩的声音,让聋儿适应各种声音。

(6)定期评估,有助于了解聋儿的进步情况,将各阶段进行比较,找出薄弱环节。

(九)听力康复训练的具体步骤和方法

1. 训练步骤

(1)感知声音的有无:植入人工耳蜗后对声音感知的训练

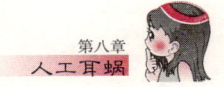

第八章 人工耳蜗

要求比助听器要精细得多。因为人工耳蜗可以察觉到非常细小、广泛的声音。训练步骤主要包括以下几个方面：

1）对自然环境声响的感知：要改变戴助听器时只是听鼓声、敲门声等声响的方法，要引导植入人工耳蜗后的孩子感受日常生活中所有的声响，如：电话铃声、流水声、风雨声、车马声、杯盘撞击声、音乐声等。

2）对语音的感知：观察植入人工耳蜗后的孩子能否感受人讲话的声音。开始时孩子往往只能在表情、动作上作出反应。要注意给他不同频率、响度、语调、节奏、音长的丰富的语音刺激，而不能是单调的声音。这有利于吸引孩子的注意力，并能培养他分辨差异。如：喵——；喵；喵—喵—喵——

3）养成良好习惯：训练初期培养良好的习惯是非常重要的。要学会聆听、目光接触、共同关注、轮换表达的技巧等。

（2）感受声音的差异：在能够察觉声音的存在之后，很多孩子还不能体会各种声音间的差异，经过相应的训练后，才能明白各种声音是不同的，而且不同的声音有不同的含义。例如：让孩子听几种动物的叫声，在每种叫声之后分别出示该玩具动物。反复演示后，孩子会逐渐把不同的声音与不同的动物建立联系。

在这一时期，还可让孩子感受两个声音是相同还是不同。这时不需要他表明每个声音代表什么物体，只要能感受声音之间是否有差异就行了。如果在训练中发现这一步骤进行非常困难，应考虑是否需要重新调机。

（3）封闭式辨听：训练初期先进行封闭式辨听，也就是给出选择范围，让孩子听取其中的内容。选择范围应由少到多，开始只是从两三个里面选择，以后逐渐增加。辨听内容要遵循由易到难的顺序：

1）音节数量不同的词，如：猫——小白兔。

2）音节数量相同的词，如：苹果——香蕉。

3）比较相近的词，包括韵母识别（如：白——拔）、声母识别（如：马——打）、声调识别（如：看书——看树）等。

4）句子辨听，句子由短到长，关键词由少到多。

5）辨听小的故事段落。听取两个以上句子的内容。

（4）开放式复述：没有选择范围，训练者任意说一个内容让聋儿复述。开始可以给他提示，提示分为直接提示和间接提示两种，给提示时可以让他看口型。

1）直接提示：提示词就是辨听内容中的一部分。如：先告诉他"洗"，然后让他听"洗脸"。

2）间接提示：提示词不在辨听内容里出现，但与内容有密切关系。如：告诉他"会飞的"，再让他听"小鸟"。进一步可以不用语言提示，让他看一幅画，说一些相关的内容。

3）没有任何提示的复述：任意说一段内容，让孩子复述。

（5）开放性对话交流：这时已不再是单纯的模仿，而是在听到和听懂并能表达的基础上进行交往。这是最高的水平，也是每个人工耳蜗植入者的长远发展目标。家长们不能期望孩子在短期内达到这一水平，而要做好长期训练的准备。这一步骤包括两个层次：

1）相关内容的对话：所问话语之间前后相互关联，由前一句话可以推想后面的内容。这在开放性对话中是比较容易做到的。如问："你今天去哪儿了？"回答："动物园。"再问："动物园里有什么？""你喜欢猴子吗？"

2）无关内容的自由对话：每句话之间没有联系，不能猜

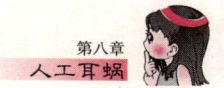

测,只能靠听。如说:"妈妈去哪儿了?""你爱吃什么水果?""外面下雨了吗?"

2. 训练方法

以上这些听力训练的步骤,可以根据孩子的需要灵活掌握、及时调整。例如:也许他还不能在封闭式辨听中正确指出"刀"或"包",但已能进行"你叫什么名字?""你几岁了?"这种开放式简单对话;也许在开放式复述中他常把两个词混淆起来,那么就应回到前面的阶段,让他仔细辨听这两个音的异同。所以,这些步骤是可以交叉进行的。

二、人工耳蜗保养知识点滴

(一)在选择人工耳蜗时应该考虑哪些方面?

在考虑哪个人工耳蜗制造商更能满足自己孩子的需要时,家长们或许会比较产品的特性、设计、使用便利程度、性能,最主要的则是装置的长期可靠性。声誉好的人工耳蜗制造商公布关于产品稳定性的报告。请您一定记住向耳蜗植入小组索取这样的报告。

复旦大学附属眼耳鼻喉科医院的一项重要科技成果——"国产多道程控人工耳蜗"已实施技术转让并产业化。"国产版"人工耳蜗质量优良、价格较进口产品至少低一半,将为数百万聋人送去福音。据悉,由眼耳鼻喉科医院耳鼻喉科主任王正敏领衔的"国产多道程控人工耳蜗的研制和临床应用"课题,曾荣获上海市临床医学成果一等奖,并获得专利权。该项技术的永久使用权转让给上海力声特医学科技有限公司后,已通过

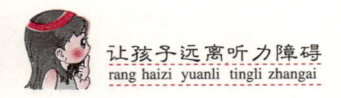

企业投资、产销,使国产人工电子耳蜗成果产业化。技术成果转让后的2年内,"国产版"人工耳蜗已经上市,价格初步定在5万元以内,相当于"进口货"的1/2。

(二)人工耳蜗的外部装置是否容易损坏?

人工耳蜗的麦克风和传输导线较易因使用不当而损坏,应特别注意防潮和干燥。言语处理器、双节电池仓、麦克风、线圈为三年保修,在此期间如非人为损坏均可免费更换。植入者及家长可仔细阅读使用说明,如有疑问可直接去服务中心咨询。

(三)人工耳蜗的植入部件需要更换吗?

人工耳蜗的植入部件是按终身使用的要求设计的,根据疲劳实验、动物实验等的结果可终身使用。但是,和其他类似产品一样,人工耳蜗也有可能损坏。根据全世界约两万植入者所得的经验,植入部件的损坏几率是极低的,即使发生损坏,也可以成功地进行更换。

(四)如何避免人工耳蜗系统受潮?

请使用干燥包,一般在整套人工耳蜗系统中,耳蜗公司会为您配备干燥包。干燥包中的干燥剂可以吸收空气中的湿气。如果您居住在潮湿的环境中(如夏季、南方的梅雨季节)或运动后身体排汗量增多时,那么过多的湿气会进入到言语处理器或传输线圈及麦克风中,从而在一定程度上影响系统的正常工作。在这种情况下,使用干燥包除去外部设备中的过量湿气是非常重要的。另外,洗澡或游泳时请不要戴着人工耳蜗系统的任何外部装置。

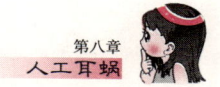

使用干燥包的步骤：

步骤1：打开干燥包，从包中取出袋子（内装干燥盒），用剪刀剪开纸袋，取出干燥盒。

步骤2：使用干燥盒之前，请将盒中央的透明窗用透明胶粘住，以避免使用干燥包的过程中有干燥剂露出，污染人工耳蜗外部设备。

步骤3：从言语处理器中取出电池。

步骤4：将整套外部设备（包括言语处理器、传输线圈、麦克风、导线、磁铁等）连同干燥盒一起放在干燥包中进行干燥。

步骤5：先将干燥包的两边沿包上所印白色虚线对折，然后从上卷下，卷至按扣处。

步骤6：经过过夜干燥，湿气可以去除。

步骤7：当干燥后准备使用外部设备时，可打开小包，取出设备，并重新按步骤5封上干燥包。

干燥包的有效期随环境的相对湿度而定，家长可通过干燥盒中央的透明窗（如步骤2所述已被透明胶封好）观察干燥剂是否失效，如果干燥剂呈现粉色或白色，则说明已失效。这时，可将干燥盒放入烤箱中加热至176℃（350°F）左右，并等到干燥剂恢复为蓝色，便可重复使用，但一定要先等加热的干燥盒冷却后，方可操作。

若失效后的干燥盒经高温烘烤后仍不能恢复蓝色，则需更换新的干燥剂。新的干燥剂可在药店、电器商店或化学试剂商店购买。

请把干燥剂放在小孩拿不到的地方。如果误吞入此类化学物质，会对人体造成严重损害。

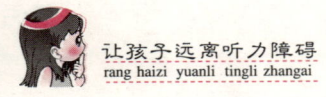

王延勤

　　上海市自强模范、聋哑人王延勤出生于三年困难时期，母亲患有尿毒症，父亲是上海一家企业的工人，全家的生活靠父亲一人的工资维持。3岁时，王延勤因药物过敏失去了听力。7岁那年，他告别在浙江海盐的妈妈，进入上海第四聋哑学校学习。他在30多年的生命中创造了太多的不平凡：他苦学绘画，中专毕业后成为印染厂的设计师；由于设计能力出众，他被深圳的一家香港公司聘用从事美术设计6年；回上海后，他自己创办了一家印刷企业，还帮助14名聋哑人就业！

第九章
耳聋治疗新进展

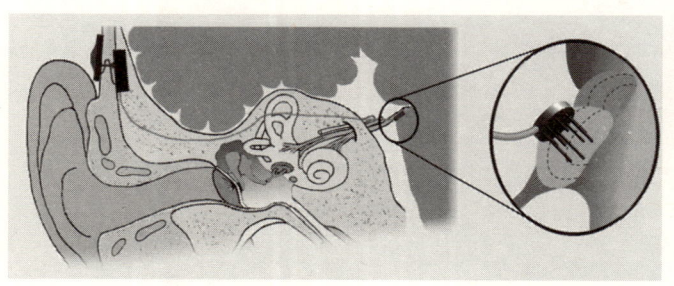

第一节

向您介绍听觉脑干植入

听觉脑干植入（ABI）是将一组科学设计后的电极装置植入到耳蜗与听中枢之间的听觉传导路——脑干听神经核团中。美国 House 耳科研究所于 1979 年首次为一例神经纤维瘤患者在听神经瘤切除术后进行了单道听觉脑干植入（单道 ABI）。1992 年多道听觉脑干植入（多道 ABI）问世并开始在临床应用。1996～1998 年在巴黎 Beaujon 医院耳神经外科接受 ABI 的 7 例患者，均为单侧植入。从目前已报道的结果看，多数患者术后能够获得有意义的听觉，从而改善生活质量，增强唇读能力。少数患者能达到开放句识别，能进行不同程度的电话会话。但目前的 ABI 装置所能提供的听觉信息尚不能与多道人工耳蜗相比，术后言语识别程度的差异也更大。多道 ABI 植入术的主要适应证为神经纤维瘤患者，目前正在美国和欧洲开展临床应用，总植入数已超过 200 例。

一、听觉脑干植入装置的工作原理

听觉脑干植入同电子耳蜗一样也是由电极序列构成的一种人工装置，其工作原理与人工耳蜗植入近似。不同的是人工耳蜗通过刺激耳蜗内的听神经纤维而获得听力，听觉脑干植入是越过耳蜗和听神经直接刺激脑干的听神经核团而产生听觉。ABI先由外部的言语处理器和接收器将声波转换成电脉冲的形式,然后传给植入到脑干听神经腹核表面的微电极并进行刺激。微电极从耳后乳突的开口处插入,伸到与听神经腹核相邻的第四脑室外侧隐窝。听神经腹核将声音的频率信息按音调排列,传到高级听觉中枢。

二、听觉脑干植入装置的构造

听觉脑干植入装置包括体内和体外两部分:体内部分与人工耳蜗装置相似,包括植入电极、刺激/接收器,只是电极的形状和数量不同。体外部分与人工耳蜗装置一样,包括磁力线圈、方向性麦克风、言语处理器。(图9-1-1)

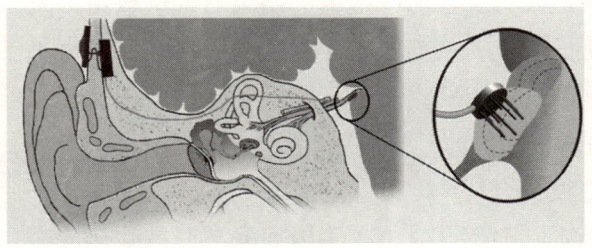

图9-1-1 听觉脑干植入装置

三、什么状况适合听觉脑干植入?

听觉脑干植入术适用于由于听神经病变、缺失或损伤导致极重度聋的患者。例如:听觉神经元病Ⅱ型(NF2,双侧听神经

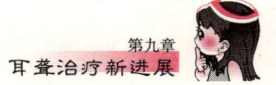

瘤），切除肿瘤时常常会牺牲听神经，这些患者通过电子耳蜗对内耳进行电刺激是无效的。

四、听觉脑干植入后的听力恢复情况怎样？

听觉脑干植入后听力不会恢复到先前正常的范围，效果远不如人工耳蜗植入和使用助听器，ABI植入者即使经过数月乃至数年的训练仍难以达到理解语言的程度，但可以帮助患者感知环境的声音等。

五、什么是穿透式听觉脑干植入技术？

1979年美国House耳科研究所研究人员为一例神经纤维瘤患者植入了单导人工耳蜗，术中将电极植在了患者的脑干上，成功地对听觉中枢进行了电刺激。1994年美国食品药品管理局正式通过了听觉脑干植入的临床试验。截止到目前，世界上已经成功开展了200多例这种手术。经过不懈努力，2004年1月15日，洛杉矶House耳研所有两位患者成功地接受了穿透式听觉脑干植入（PABI）手术，这将作为耳神经外科的一项革命性的、里程碑式的进展被载入史册。PABI是在人工耳蜗植入技术基础上的进一步发展，植入体能刺激脑部听觉中枢从而挽救双侧听神经瘤患者的听力。PABI是听觉脑干植入（auditory brainstem implant ABI）的改进产品，它设计有一个针状微电极阵，能直接刺入脑干听觉区域（耳蜗核），并将声信号传至大脑听觉中枢。刺入式微电极能够使音调选择性地提高，从而提高聋人植入后的言语理解力。

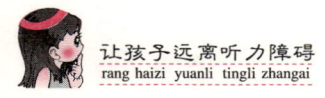

第二节

聋儿康复新希望——内耳毛细胞再生研究

科学家与耳聋的基因疗法又接近了一步:他们成功地诱使成熟的啮齿动物生长出新的毛细胞,这些毛细胞可将声波转化为电脉冲,传递给大脑。

毛细胞是听觉的感受器,与内耳中如漩涡样盘曲的管状器官——耳蜗中的神经相连。声音从位于外耳道最里端的鼓膜传到耳蜗,引起充斥于其中的淋巴液的振动,毛细胞再把这种振动转化为电信号,通过听觉神经传达给大脑。若毛细胞受损,便无法将冲动传至中枢,于是导致听力障碍。

中耳和内耳的病变都可能造成听力损失,若是因药物副作用或噪音造成的听力丧失,其原因则多半是损伤了毛细胞。另外,先天性听力损失大多也是由毛细胞突变引起的。

2003年10月23日,复旦大学附属眼耳鼻喉科医院上海市听觉医学科学研究所李华伟副教授公布了他的最新研究成果。其相关论文——《成年鼠内耳多能干细胞》也同步发表于10月份的国际权威刊物"自然"系列中的《医学》(《NATURE-Medicine》)杂志上。

美国哈佛大学医学院的科学家研究出了内耳毛细胞的再生方法。在正常情况下内耳毛细胞在一生中不再更新,这项成果将可以用来研制恢复因受伤或年龄增长失去听力的新方法。在新生儿内耳中最初约有5万个毛细胞,但是随着年龄的增长毛细胞数量会变得越来越少,在年龄为70岁的老年人中大约1/3

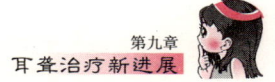

的人会有严重的听力问题。

科学家们早在 1988 年就发现，内耳毛细胞在非哺乳动物中能健全地再生；但哺乳动物内耳的毛细胞能否再生？其再生是否也是通过干细胞增殖的途径？相关研究是否有望最终实现神经性耳聋病人用"细胞移植"的方法复聪？多年来，"寻找内耳新毛细胞"已成为国际学术界热门的研究焦点。他们通过导入一个早先发现为毛细胞生长所必需的基因 Math1，首次成功诱导豚鼠生长出新毛细胞。用一种经过改造无毒的病毒做载体，密歇根大学 Yehoash Raphael 领导的研究小组将 Math1 基因插入到豚鼠耳蜗的液体中，从而导致该基因的过量表达。30 或 60 天后杀死豚鼠，科学家在转基因豚鼠中检测到新形成的毛细胞，而在对照豚鼠中则没有检测到。而且，Raphael 的研究小组还发现神经元向一些新毛细胞伸出了分枝状的轴突。

旧金山 Genentech 公司的 Wei－Qiang Gao 称这项研究"令人激动，鼓舞人心"，是实现人类毛细胞再生的重要一步。几年前，他的研究小组通过导入人体版 Hath1 基因到新生大鼠的耳蜗细胞中，在试管中培养出新毛细胞，引起轰动。最近，他们又报道在成熟大鼠耳蜗的细胞培养物中也培养出了新毛细胞。"两篇文章都表明，基因转移可以成功再生成熟内耳的毛细胞。这是内耳毛细胞再生研究领域一项非常重要的进展。"迈阿密大学耳研究所的 Thomas Van der Water 说。豚鼠研究是一次非常重要的原理认证，这些最新研究数据的意义已超越了耳聋治疗的研究，数据证明发育基因或许可用于成熟组织的治疗。

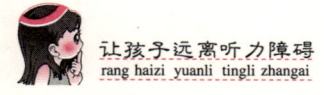

唐凤川

今年刚满20岁的唐凤川是四川省开县岳溪镇人,两岁时,她因发高烧没及时就医,丧失了听力,从此不会说话。在本地村校幼儿园当教师的妈妈的帮助下,年幼的唐凤川对跳舞产生了浓厚的兴趣。唐凤川13岁那年,母亲徐中美把她送到西安一所盲哑学校读初中。女儿在西安盲哑学校就读期间,学会了拉丁舞、街舞、民族舞等各种舞蹈,成为学校的文娱骨干。听说环球小姐要在重庆开选,唐凤川在母亲的陪伴下报了名。"最初她以为我不会同意,"母亲徐中美笑着说。这也是一个展示自我的机会,不管取得怎样的成绩,她都全心支持女儿。在环球小姐选拔的才艺展示过程中,唐凤川的表演都依靠母亲用手语提示,她的每个动作与音乐配合得不差分毫。徐中美骄傲地说:"评委告诉我,谁也看不出她是个聋哑人。"顺利进入复赛,成为环姐赛历史上的第二位聋哑人。在2008年9月6日北京残奥会开幕式上,唐凤川参加了由400名聋哑人完成的大型手语舞蹈《星星你好》,成为亿万观众注目的焦点。

第十章
聋儿康复

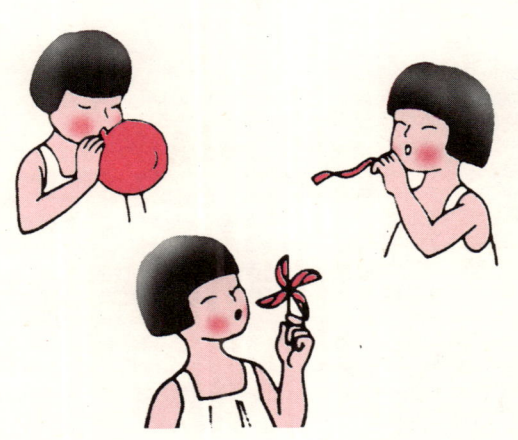

第一节

聋儿康复的基本概念

一、什么是康复

康复是聋儿的根本出路，世界卫生组织于1981年为康复所下的定义为："应用各种有用的措施以减轻残疾的影响和使残疾人重返社会。康复不仅是指训练残疾人使其适应周围的环境，而且也指调整残疾人周围的环境和社会条件以利于他们重返社会。在拟定有关康复服务的实施计划时，应有残疾者本人、他们的家属以及所在的社区的参与。"就其领域而言，康复包括医学康复、教育康复、职业康复、社会康复和心理康复等。

二、什么是聋儿康复

聋儿康复是指采取有效措施，减轻甚至完全消除耳聋给孩子带来的不利影响，使他们像周围小朋友一样平等地参加到社会生活中去。所谓必要的措施，包括在查清听力损失的

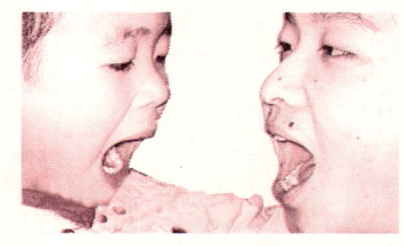

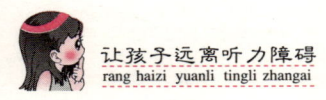

基础上为聋儿选配并戴用适宜的助听器,通过训练的方法最大限度地利用他们的残余听力,也包括灵活有效的各类教育与训练。许多聋儿家长都能认识到孩子至今不会讲话是因为耳聋造成的。然而,与正常儿童相比,他们的问题还不仅仅是不会说话,他们在个性、智力等方面与正常儿童都存在着一定的差距。缩小甚至消除差距,促使聋儿体、智、德、美全面发展正是教育康复的根本任务。

三、聋儿康复切实可行

20世纪80年代中期以来,已经有成千上万的聋儿走上了康复之路,他们中不乏成功者,如梁小昆、周婷婷等。

小昆1岁前体弱多病,因为注射了链霉素而导致严重耳聋。小昆5岁时戴上助听器,开始接受艰苦、漫长的语言康复训练。1989年金秋,小昆以优异的成绩被保送进入北京市重点中学师范大学附中。

周婷婷的父亲从发现婷婷耳聋那天起,就背着婷婷奔波于全国各大城市之间,希望孩子的耳聋能够治愈,却一直没有如愿。在婷婷3岁半那年,一次偶然的机会使婷婷的父亲了解到可以通过训练的方式教会婷婷说话,做到"聋而不哑"。在小学期间,婷婷就以优异的成绩连跳两级,4年读完了6年的全部课程;8岁时,用了10天时间背下了圆周率小数点后的1000位数字;10岁时,被评为全国百名好少年;11岁荣获全国十佳少先队员称号并与其父合出了一本书《从哑女到神童》,其中,有她6万余字的文学作品。看到婷婷今天所取得的成绩,谁能想象得到仅仅在几年前她还是个既聋又"哑"

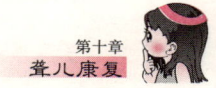

的孩子呢!

不仅在实践中我们有成功的先例,在理论上,聋儿康复也是可行的。

四、聋儿的根本出路是康复

生活在人类社会之中,每个人都有感情、想法要告诉别人。比如妈妈要告诉孩子不可以到街上乱跑;孩子要告诉妈妈自己肚子饿了。告诉别人的过程叫做表达。同时,每个人又要能明白别人的话语,否则表达就没有意义。比如孩子明白了妈妈的话就不到街上乱跑;妈妈明白了孩子的话就给他两块饼干。

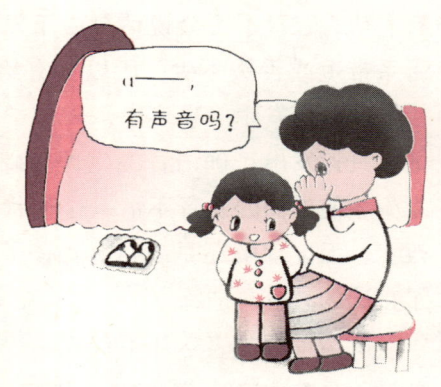

明白别人的话的过程叫做理解。显然,通过语言的理解与表达,人与人之间可以交换各自的想法与感情。交换的过程称为交往。就像笔被人们用来写字一样,语言是人们为了达到相互交往的目的而使用的工具。

使用语言这个交往工具可不像用笔写字那样容易,首先得具备正确理解别人话语的能力。对听力正常的儿童来说,只要多听就能逐步理解。聋儿却不同,他们有自己的缺陷——听力损失。为了弥补听力的不足,他们必须配戴助听器或植入人工耳蜗,还要进行适当的听觉训练,目的是保证他们的残余听力得到最大限度的利用。尽管如此,他们对听觉的利用也未必能

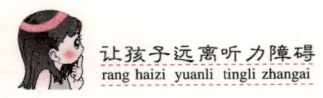

赶上正常水平，至少还要依靠他们的视觉。依靠视觉去理解别人的语言叫做看话。聋孩子看话的能力远比人们想象的强得多。戴上助听器、受过适当的听觉训练、加上视觉的帮助，聋孩子较好地理解语言是完全可能的。

其次，要想使用语言，除正确理解外，还得具备正确表达的能力，得把话说出来。我们知道，语音是从嘴里发出来的。负责说话的器官叫做发音器官，包括肺、喉、口、舌等。以往有人认为聋孩子不会说话是由于发音器官不正常造成的，比如舌系带短或舌头不尖，所以竟有给聋孩子割舌系带甚至"修"舌尖的事情发生。事实上，聋孩子的发音器官绝大多数是正常的，具备发出正确语音的生理基础，只是由于耳聋，加上说得太少才使他们的发音不清。这种状况经过适当的训练完全可以改变。无论理解还是表达，聋孩子都有可能学会。当然，少不了正确的教育与训练。

所谓理解与表达还不仅仅是表面现象，理解与表达的大部分过程是在大脑中完成的。比如：您的客人说屋里太热，您就得猜猜他的意思——是想打开门、想出去走走，还是想要把扇子——不能仅仅停留在语句的表面意思上，猜准意思才能算真正理解。表达也一样，您得知道话该怎么说，把"我不想吃饭了"说成"想饭我吃不了"，别人就没法理解。此外，同一个意思还可以有不同的表达方法，选择哪一种方法也是学问。看来，真正学会表达，学会在不同的时间、地点使用正确的语句并不容易。好在聋孩子并不比别人的孩子笨，他有正常的智力，通过训练完全有可能学会语言。对此，家长们尽可以放心。

总的来说，聋儿具备了学习语言的内在条件与康复的潜在能力，能否变为现实，则取决于家长的决心、努力及教育。

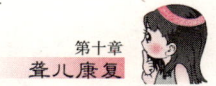

第二节

聋儿语言康复训练的基本方法

一、聋儿语言障碍的具体问题

（一）语言信息听取困难

聋儿语言障碍以语言的听取困难为最大问题，除日常会话有麻烦外，看电视、打电话也很困难。不能听到语言以外的其他声音所带来的障碍也是很大的，如不会听闹钟、敲门的声音，也不能听到诸如警笛及汽笛等防止危险的声音。长大成人之后，在养育孩子时，听不到孩子的哭声。可是，人们在日常生活中，能获得多少用声音传递的信息却是非常重要的。

（二）构音困难

获得正确的构音技巧，在于能正确地听周围人们构音，再在模仿时听自己构音，使之与周围的声音一样。在听觉障碍时，对周围的构音及自己的构音均不能正确听取，这就发生了构音障碍。重度构音障碍时，几乎不能与周围的人进行交流。

（三）语言表达能力差

先天性聋对语言能力的影响最为明显。在没有采取相应措施时，几乎没有实质性的语言能力，表现为词汇不足、组词能

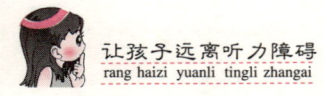

力不足，因此不能正确掌握周围人讲话的内容。由于使用文字语言的能力也低下，难以阅读理解文章，所写的文章也不能正确表达意图。由于这种情况，即使学会了专业技术，仍然不能顺利地参与社会活动。

（四）影响成长的二次性问题

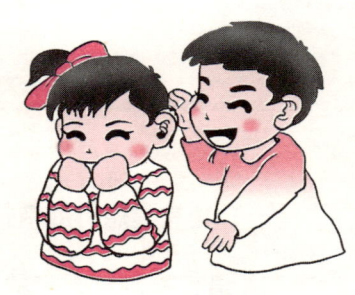

语言能力低下，会造成成长期获得知识及经验的不足。交流困难，会造成人际关系不正常，学习能力不够、思考顽固、情绪及社会性不成熟，这是听觉障碍所产生的二次性问题。

二、对聋儿听力早期干预的意义

任何动物要学习建立一种功能，都有最佳时期，也称作"获得极限"或"临界期"。人大脑左、右半球发育及言语获得以2岁为临界开始，到7岁以前为获得最佳期，7~12岁大脑的可塑性明显减低，12岁以后就逐渐接近成人。听觉发育则是从生后即开始，3个月以后多数属于皮质下中枢控制的听性反应，而3个月以后迅速得以发育，有意义的听觉行为逐渐得到发展。对聋幼儿来说，如果能在听觉言语发育最佳时期进行早期干预，康复就能获得最好的效果，达到十聋而七八不哑。如果能抓好"三早"：①早

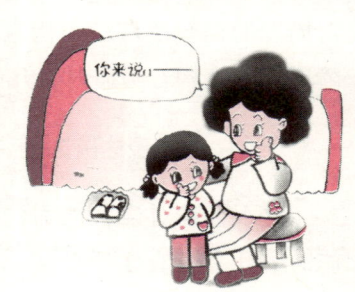

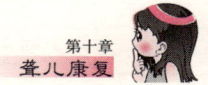

发现，为聋儿查清查准听力，最好在1岁前作出明确的诊断。②早给聋儿配戴合适的助听器或植入人工耳蜗。③早进行科学、系统的听力语言训练。那么，即使极重度聋的孩子也能获得语言能力。

三、聋儿听力语言康复训练势在必行

对待聋哑症，目前唯一有效的方法是：配戴助听放大装置或人工耳蜗植入术后，给聋儿进行听力语言康复训练，让聋儿充分利用残余听力，学会说话，达到"聋而不哑"。聋儿要获得有声语言，必须经过特殊训练。其中包括：听力训练、发音训练、语言训练。

（一）多方位的听力训练

唤醒听觉；建立声音的节奏感；分辨各种细微声音；欣赏声色；分辨语言。这五个阶段的训练要循序渐进，不能倒置或跳跃进行。

1. 唤醒听觉

在聋儿不注意时，用鼓、锣、音叉等不同频率的强声或高声呼唤，刺激聋儿的听觉系统，以使聋儿能突然转头，注目或停止玩耍为度。通过训练，使聋儿残余的听力（听神经）由长期的废用状态，重新活跃、兴奋而发挥功能。大声刺激（即唤醒听觉）的强度要以不引起聋儿痛苦表情为限度，并把大声刺激置于游戏活动中。教具可用鼓、锣、哨子、喇叭等。可把这些教具分为高音频、低音频交替训练，同时还要训练聋儿辨别声源的方向，并且配合测听的训练。

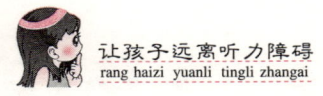

（1）声音感觉游戏：让聋儿双手摸鼓，治疗师敲击鼓面，速度由慢到快，力量由小到大，让聋儿体会到振动的快、慢、大、小，要聋儿听辨，每变换一种节奏能与治疗师一块说出来。目的是通过听与手摸来感觉到声音而进行比较，借助于触觉去分辨鼓声的节奏、频率和音量大小。

（2）敲鼓：让聋儿先看治疗师敲鼓，敲一下鼓，助手便往罐头盒里丢一个钱币或小石子，如此示范两次；然后让助手把着聋儿的手，看见或听见治疗师敲一下鼓就叫聋儿往盒子里丢一个石子或钱

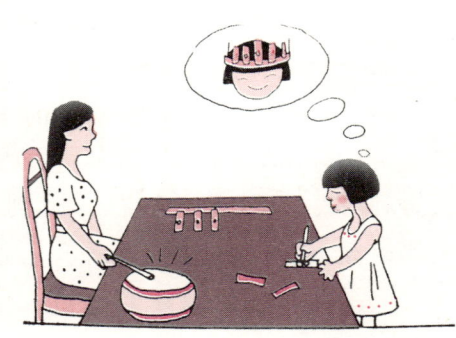

币，这样反复几次；再由聋儿自己看着，听到鼓声就丢石子或钱币。这个游戏对于听力未完全确定的儿童还有另一层意义，那就是可以了解聋儿有否"残余听力"，同时能使他学会正确回答"听见声音没有"的问题。这样聋儿在做纯音测听时，就会比较快地与测听人员合作，测出比较准确的听力图来。

（3）敲鼓计数：治疗师敲鼓，家长观察聋儿是否在听，防止聋儿通过其他感觉来判断治疗师的敲鼓次数。先让聋儿看和听敲鼓，要反复听几次鼓音，然后治疗师站在聋儿身后敲鼓，治疗师敲几下鼓聋儿听到后就在算盘上拨几颗珠。敲鼓的次数应在聋儿掌握的数字范围内，敲鼓要有节奏，速度不宜太快。这样可以训练聋儿的听觉、记忆力与数字概念。

（4）抢座位游戏：把椅子摆放成一个圆圈，椅子数比聋儿数少一个。聋儿们根据鼓声的快慢节奏围着圆圈走，鼓声停止

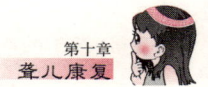

时抢座位，没有抢上座位的聋儿在治疗师的指导下发一个音或讲一句话。游戏开始应由治疗师先做示范，然后让部分聪明学生和治疗师一起再示范。最后再让全体聋儿做游戏。目的是通过鼓声的大、小、快、慢帮助聋儿听辨声音的节奏。

2. 音乐刺激

用和谐而有规律的音乐声刺激听觉器官，让聋儿感到音乐旋律的优美，培养聋儿辨别不同的音色和音调，引起聋儿对音乐的兴趣。教具可用钢琴、电子琴、二胡、小提琴、录音机和收音机等。治疗师应先抓住聋儿的注意力，让聋儿看着，打开收音机或录音机，或者看着老师弹琴、唱歌。允许聋儿按动、触摸音响，或摸唱歌者的面颊，使聋儿感觉到唱歌时嗓子的振动或声音在音响内的旋律和振动。然后突然停止音乐与歌声，如此反复三四次，而在停下乐声时，治疗师做出听不见的样子，并对聋儿说："听不见了。"治疗人员要表现出对音乐也很感兴趣的样子。听广播也是音乐刺激的一种。主要目的是让聋儿生活在有声世界中，多听、多接受外界声音的刺激，促使其使用残余听力。

3. 辨别声音训练

（1）整体声音的分辨：诸如分辨自然界各种动物的叫声，物体发出的声音，各种交通工具的声响，不同人的口音，男人女人的声音，各种不同乐器的声音等，总之分辨得愈多愈好。可用听录音或看录像的方法反复让聋儿听辨。

（2）细微声音的分辨：细微声音的分辨是分辨声音中最细微的部分。可让聋儿用心听钟表的滴答声，分辨来自噪声环境中的某种细小声音，培养聋儿对音色的欣赏力，由无选择的单纯声音训练，向有选择的语音训练过渡，可让聋儿欣赏悦耳的

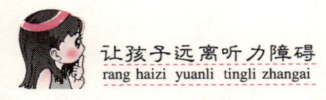

乐曲。语音分辨要与发音训练密切配合,并贯穿始终。语音音素训练要有教具,如图画、字母卡片、各种挂图等。可用录音的方式反复放给聋儿听,以强化音辨刺激。语音训练是长期的,教学中要循序渐进,由易到难。要有生活情趣,从各方面引起聋儿的兴趣。

4. 听力训练中应注意的问题

(1)利用助听器对聋儿进行听力训练时,开始训练时间不宜超过15分钟。因为通过助听器传到耳内的声音,即使接近聋儿的听觉阈限的强度也会使聋儿产生难过的感觉,会引起听觉疲劳,因此练15分钟后一定要休息5~20分钟,休息时聋儿可以进行一些不用听觉的游戏。

(2)听力训练开始时,每天至少进行1~2次,这是保证训练取得成效的条件。到聋儿完全养成"听"的习惯后,专题训练可相应减少。

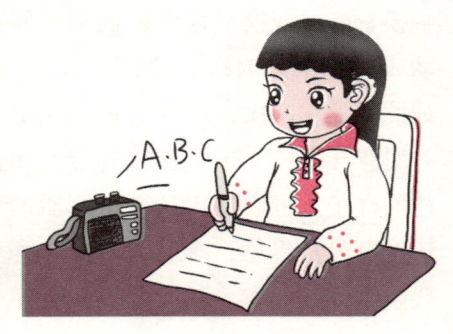

(3)训练中注意找各种发音物体,不同强度、不同频率的声音,还要加上噪音和语言让聋儿辨别,声源和耳朵的距离及聋儿的训练反应都要作记录。

(4)听力训练时的场地常用语,如"听见了","没听见","戴上耳机","拿下耳机","耳朵痛了","声音大了","声音小了","快一点","慢一点"等等,应在训练中逐渐教会聋儿。

(5)使用助听器的听力训练和不用助听器的听力训练应当交替进行,要尽量让聋儿听到真实的生活中的声音和日常生活

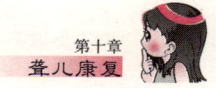

中的语言,这时要根据聋儿的听力调节声音强度。

(二)发音训练种种

聋儿康复的前提是能灵活地运用口舌,作出各种口型舌位,要有随意性良好的发音器官和共鸣腔共鸣,有充沛的肺活量。和这些因素有关的训练被称为语言康复的辅助训练,然后才是教说话。

1. 辅助训练

(1)舌操、口操:目的是锻炼唇、舌和口部周围肌肉的随意性与灵活性,舌操可以有舌上挑、下伸、外展、环口及卷舌打响等;口操可以有双侧鼓腮或左右交替鼓腮,张口—闭口,缩唇—圆唇及清嗓子咳嗽等。

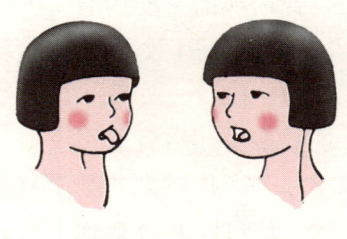

(2)训练声带和共鸣腔:聋儿的发音器结构是相对正常的,长期废用致使功能、协调性、随意性不正常。由于废用,声带薄弱,容易发尖音,易嘶哑或失音。让聋儿连续地、用不同强度发"a、o"等元音,提高声带的活动性和随意性。

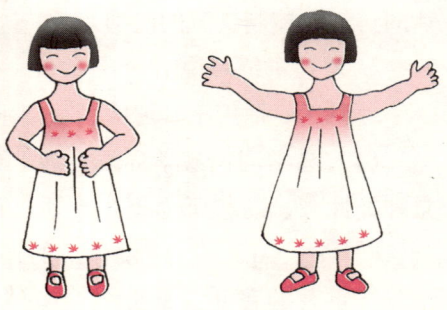

(3)扩胸和深呼吸运动:用以增加肺活量,扩大音域,帮助聋儿的呼吸肌肉群得到正常发育,3～6岁是锻炼肌肉的重要

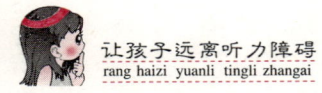

时期，必须用体操帮助聋儿锻炼。同时教会聋儿吹气球或吹鸡毛、吹纸片的活动。

（4）放松运动：全身松弛活动是使聋儿放松紧张情绪和避免喉头紧张痉挛。可让聋儿在听语训练中适当加入放松运动。其方法是让聋儿坐位，双手置于膝上，先转头部，逐渐从颈、胸、腹、腿等做屈、伸、舒展、伸懒腰等活动。

（5）声气和深呼吸结合训练：这些要作为聋儿发音训练的重要内容。方法是开始用数数法，1、2、3、4、5……看一口气能数多少。然后选用一些字和词变化较多的教学材料，使口腔开合得到全面锻炼。目的是锻炼聋儿说话的勇气和控制气流的能力。

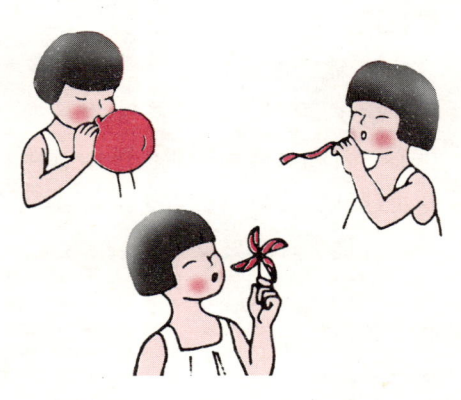

2. 教孩子练习说话

教说话要把用于学习的词分门别类，按类分先后施教。

（1）易学词：易学词要先教。参加康复训练的聋儿多是感觉神经性聋，高频听力损失严重，而低频词还可以听到。含有"z、c、s、j、q、x"高频音素的词难学，要后教。我们发现，十分严重聋的聋儿大部分也会喊"爸爸"，因为"爸爸"是典型的低频词，易于提高学习效果，所以要先学。

（2）同音词：同音词就是音同字不同的词，例如"8"与"爸爸"的音同，学会"8"就赶紧学"爸爸"。又如"3"和"桑"同音，学会"3"就赶紧学"桑"。这样学起来比较容易。

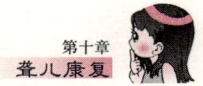

(3) 急用词：生活中急用的词要逼着学，如喝水、吃饭、睡觉、大小便等，只要说清意思即可。

(4) 爆破音词：发爆破音"p"与"t"，可先让聋儿用嘴唇做吹的动作，放一张纸片在示范者的口上，发音时纸片被吹动了，这样聋儿很快就能学会这种发音。

(5) 鼻音词：含有"m"和"n"音素的词称鼻音词，聋儿不易掌握发音要领，很难体会，要摸着鼻子学。在示范发音时让聋儿触摸语训员的鼻部，聋儿感到振动，就较易模仿。

(6) 顺口词：能举一反三，易记易说，如：吃葡萄不吐葡萄皮，东西南北，上下左右，老鼠打洞，猫抓老鼠，公鸡打鸣，母鸡下蛋等。

(7) 玩耍词（动词）：聋儿具有童心，喜欢活动，加之聋哑儿抽象思维能力、想象力极差，一些动词在实际游艺中或实干

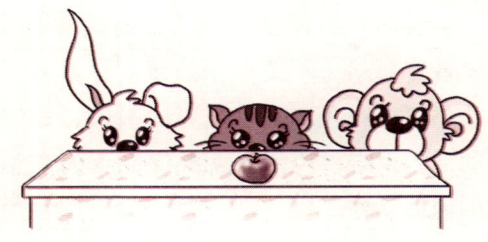

中易学。如"跑和跳"就要聋儿在跑和跳中学会。

(三) 语言训练种种

语言训练分为理解性语言的培养、表达性语言的培养。

1. 理解性语言的培养

理解性语言是表达性语言的基础，理解先于表达。应当使聋儿在各种各样的视觉、听觉、触觉以及其他刺激的同时，把语音与语义结合起来，发展聋儿的语言理解力。聋儿获得理解性语言的方法如下：

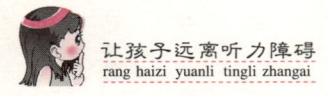

（1）给予大量的言语刺激：言语能够刺激聋儿的视、听、触觉，只有大量刺激，才会产生一个由量变到质变的飞跃，由对言语的不理解到理解，由不会说到会说。要求由浅和简到深和难。开始阶段不要求对言语的刺激作出明显的反应，只要求集中注意力去听、看和去感觉言语的含义。

对聋儿言语刺激的内容有：与聋儿互通姓名，与他打招呼；选择日常生活中的常用物品和聋儿感兴趣的事物对他说，并以词和物互相匹配进行反复认指；通过说"对"与"不对"让聋儿知道可以做什么或不可以做什么；用指令方法让聋儿去执行；通过录像、幻灯或录音显示日常生活的动作和方式，让患儿模仿学习；用游戏方法诱导聋儿说话。

说话时要有语言模式，要用通顺完整的句子，要反复说。发音要自然，不要夸张。要用正常的语调，但比正常的速度稍慢。要让聋儿看到示范者的嘴唇，最好对镜发音或在光线充足的地方发音。说话时聋儿必须面对着治疗人员，彼此注意对方的说话动作。

（2）培养聋儿看话的习惯：言语的感知是靠视觉器官的感应协助完成的。聋儿能够"以目代耳"，看话就是聋儿发挥视觉器官的作用，还是聋儿理解词汇和语音的手段。看话的关键是诱导聋儿把注意力集中到示范者的嘴唇上，治疗训练的第一步应是培养聋儿在言语交流时注视对方讲话时嘴唇的活动，培养这种习惯，启发聋儿理解语言。

训练聋儿看话必须注意：训练场地要适宜、安静、明亮，最好有立地镜子，要能够吸引聋儿注意示范者说话的全过程，以便清楚地感知词句；面对面训练，示范者口语要准确、有节奏感，速度稍慢，动作不宜夸张。要让聋儿通过看口型理解一个词，必须反复多次地看和听，要求聋儿把口型与实物、动作联系起来。训练者要有耐心，要不厌其烦地说，反复给聋儿听和看。

（3）建立理解性词汇的仓库：掌握语言表达的本领最重要的是对词汇的掌握和存储。词汇越丰富，表达得就越具体、越准确。

理解性词汇的选择：首先要认真仔细地分析聋儿的性格、好恶等，还要从语音学的角度多多考虑，使聋儿易于接受。要多用直观的图卡或实物进行教学，可用集中教学的方法进行训练。

2. 表达性语言的培养

这实际上就是培养聋儿用词造句的技能，也就是语法能力的培养。治疗师要为他们建立言语模式，让聋儿学会说完整的话，正确表达自己的思想和愿望。要注意言语实践和言语环境，为培养聋儿的表达性言语能力创造条件。

（1）言语模式的建立：为了让聋儿系统地、规范地进行语言交往，治疗师应当掌握表达性言语训练的规律：①接受阶段：在这个阶段要使聋儿大量地接受词汇，并使聋儿理解词汇。②模仿阶段：聋儿在这一阶段开始试图模仿成人的语言。③提示阶段：聋儿已经有了一些应用的经验，但仍需要一些提示和帮助。④流畅阶段：这时聋儿已能自然、流畅地进行言语交流，不再需要提示和帮助。

（2）表达性言语的建立：这个过程是逐步进展和深化的。治疗师应当准确地掌握言语语言评价，及时对聋儿的言语表达给予正确的指导和帮助。①在聋儿的言语交往中看别人是否能理解聋儿言语所表达的内容：聋儿的言语谈吐是否清楚？所说

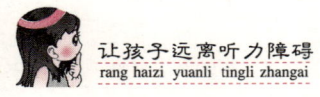

的话能否被人听懂?②评价聋儿的言语成分:主要是聋儿在言语交往中能否确切地用词和完整的句子表达思想感情,有否逻辑性等。③评价聋儿的言语声调:是对聋儿的发声、语气、重音等进行评价。

(3)培养表达性言语的两种方法

1)进行心理反馈:治疗师根据时间、地点及聋儿的兴趣,把握聋儿的心理状态,当聋儿表达困难或表达不完整

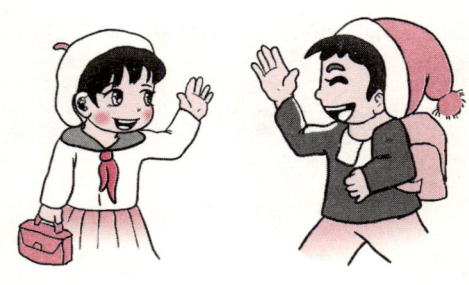

时,治疗师应把他想说的话说出来,并教他掌握句型。特别是当聋儿对一个事物或一个愿望想表达而词汇贫乏、语无伦次时,治疗师应当用规范语言、完整语句教会聋儿表达。此时治疗师要注意的是正确地把握聋儿的心理状态,找出他到底希望表达什么内容,以此反馈给聋儿,使他把握规范的句型。

2)促进聋儿参与:参与的目的是培养聋儿言语表达的能力和习惯。治疗人员首先要起示范作用,说话语句要完整、正确、形象、生动,要适合聋儿的特点。如果聋儿有语病,要给予纠正,让聋儿完整地表达自己的思想。

四、制定训练计划要注意几个方面

(1)全面性:不仅要重视听觉训练、发音训练和言语训练,还要加强孩子体质的锻炼、智力的开发、品德的培养和审美能力的提高,使孩子得到全面发展。

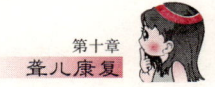

（2）趣味性：根据幼儿生理、心理发展的特点，引发孩子的兴趣，把训练融于游戏与活动中。

（3）实践性：为孩子创设语言环境，让孩子多说，多与人交往，增加语言实践的机会。

（4）直观性：大量运用实物、图片、玩具以及生动形象的示范动作、手势、表情，帮助孩子充分理解所学内容。

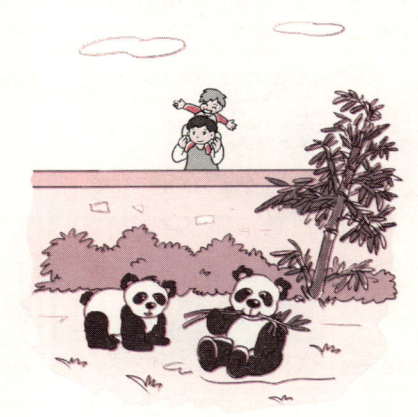

（5）量力性：根据孩子的听力、智力、语言状况、年龄等特点选择训练内容、方法和形式，既不使孩子负担过重，又要保持一定难度。

（6）循序性：由浅入深、由易到难、由具体到抽象、由部分到整体，按一定顺序和层次安排训练内容。

（7）巩固性：经常复习，多次重复，避免遗忘，并引导孩子在生活中运用和巩固所学的内容。

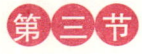

教您进行聋儿家庭训练

为了帮助家长制定出切实可行的家庭训练计划，这里综合前面几讲的内容，把家庭训练的基本内容和要求再概略地提示一下。这里的提示可以作为3年家庭训练计划的总目标，家长可据此分

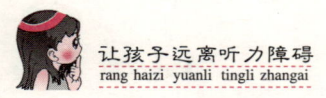

解出每年的年度目标以及季度、月度的阶段性目标。常识和其他两大类内容，都可结合听觉、发音、语言训练一并进行。

一、再提听觉训练

帮助孩子在正确使用助听器的基础上，充分利用残余听力，发展听觉。

（1）判断声音的有无。

（2）养成听的兴趣和注意听的习惯。

（3）判断声音的方向（上下、前后、左右）。

（4）判断高低、大小、长短不同的声音。听到声音，能知道是什么声音，有什么意义。例如：有人敲门，知道是敲门声，会去开门；听到汽车声，知道停下来让路等。

（5）建立节拍、节奏感，即能随别人或音乐有节奏地拍手或做相关动作。

（6）选择性地听取声音，即在噪声或音乐背影下选择自己需要的声音来听。例如：在菜市场里听妈妈说话；在操场上听同学打招呼。

（7）分辨语音、词句等。

二、再叙发音训练

（1）每天活动发音器官，发音时的口型、舌位、气流控制基本正确，发音响亮。

（2）学习汉语拼音，会简单拼读，并用汉语拼音进行正音。

（3）学习四声、语调，尽可能发音准确。说话时能根据情

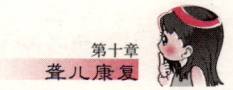

况调节语调的轻重、快慢及停顿。

（4）通过看、听、摸等各种手段纠正发音，尽可能提高说话的清晰度。

三、再说语言训练

以培养聋儿的交往意识为主线，鼓励孩子用一切形式交往，在交往中理解语言，学会表达自己的要求和回答问题。尽量清楚地发音、说话，语句要完整、规范。

（一）语汇

（1）掌握1300个左右常用词的发音，以名词、动词为主，逐步学习一些代词、形容词、数词、量词、连词、副词、介词、助词及少量感叹词、象声词。

（2）认读150个左右常用词，书写50个左右常用词。

（3）学习一些词义浅显的近义词（例：好看－漂亮）、同义词（例：梳子－拢子）、反义词（例：真－假）。

（二）句子

（1）逐步掌握基本句型、句式：

肯定句："这是桌子。""我正在吃饭。""昨天我去公园了。""我有……""我看见某某拿……"等等。

否定句："我没有钱。""我不是男孩。"

祈使句："请把衣服给我。""妈妈，帮我打开。"

疑问句："这是什么？""他是谁？""你去哪儿？""爸爸干什么呢？""你是要红的，还是要白的？""为什么？"

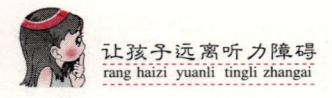

感叹句:"雨下得真大!"

(2)注意倾听别人讲话,能大胆回答问题。愿意表达自己的要求、愿望及见闻,并敢于提问。

(三)儿歌与故事

喜欢听、朗读、讲述儿歌与故事。会有表情地背20~30首儿歌,复述8~10个小故事,能回答有关儿歌、故事的提问,并能完整、连贯、有顺序地讲述图片,最好自己能编、讲故事。

四、应当学习常识

丰富孩子关于生活、自然、社会、卫生方面的初步知识,培养良好的生活习惯和对周围环境的兴趣,培养求知欲,为形成对周围事物的正确概念打下基础。

(1)知道自己的姓名、年龄(包括生日)、性别和家庭成员的姓名、职业等,知道自家地址。敬爱长辈,不打扰大人的工作、学习。

(2)认识常见的玩具、餐具、家具,会收拾并爱护它们。知道家用电器、服装等的名称、用途。

(3)认识几种交通工具,从外形、用途、适用地点比较其异同并进行分类,了解简单的交通规则并懂得遵守。

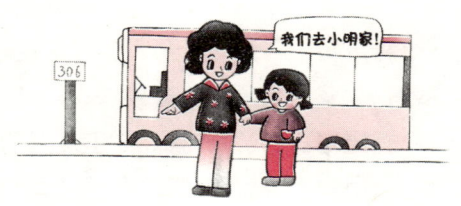

(4)初步了解四季,注意天气变化,参加与四季有关的活动(如种植、收获、堆雪

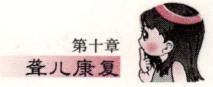

人等）。

（5）认识常吃的水果、蔬菜，常见的花草树木，从颜色、形状、味道、手感等方面比较其明显的不同点且进行分类。还可通过采集标本、参加种植等活动，观察植物生长与水、土、阳光等的关系，学习简单的劳动技能，培养责任感、坚持性。

（6）认识常见家禽、家畜、野兽等，熟悉它们的明显特征、叫声、动作、习性、对人的益处和危害，并进行分类。知道要保护野生动物和益虫。

（7）认识感官（眼、耳、鼻、舌、手等）的名称、作用，学习使用感官（看、听、闻、摸、尝等），并知道保护它们。

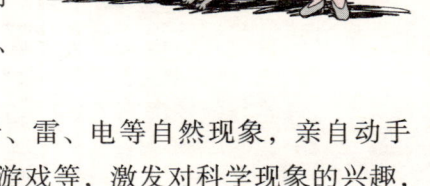

（8）知道主要的节日（例如"六一"、"七一"、"十一"、"春节"等）。

（9）观察风、雨、雪、云、雷、电等自然现象，亲自动手做小实验，如镜子反光、沉浮游戏等，激发对科学现象的兴趣，养成爱动手、爱提问的习惯。

五、不能忘记其他方面的培养

（一）培养孩子良好的生活习惯和独立生活能力

（1）学会自己洗手、洗脸，正确使用肥皂，用自己的毛巾，保持手脸干净、衣物整洁。

（2）正确使用手绢，会擦鼻涕，初步养成勤理发、勤洗澡、勤剪指甲的习惯。

（3）养成早晚刷牙、饭后漱口的习惯。

（4）愉快地进餐，不挑食、不剩饭，饭后收拾桌子。

（5）安静就寝，迅速且有次序地自己穿脱衣服、鞋袜，并整理或叠好放好。

（6）逐步学会自理大小便。

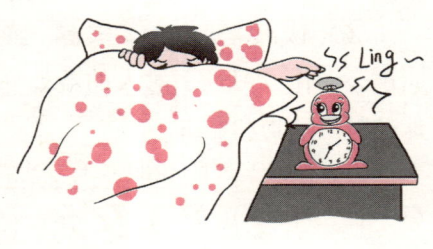

（7）保护眼睛、鼻子、耳朵（包括助听器），不乱抠挖，不塞异物；看书、绘画保持正确姿势。

（8）不乱扔果皮、纸屑，不随地吐痰、大小便，在公共场所不乱爬、乱踩、乱涂等。

（9）饭前饭后不做剧烈运动，不吃不干净的食物。

（10）坐、立、行要姿势正确。

（二）培养孩子良好的品行与个性

（1）不怕生人、不好哭，能大胆表达自己的意愿，保持活泼、愉快的情绪。

（2）和小朋友一起友好地玩，不争夺和独占玩具，不打架，爱帮助人。

（3）爱护玩具、图书和用品，用完物品放回原处，学会自己收拾、整理。

（4）自己的事情自己做，爱劳动，做事有始有终。

（5）主动正确地使用礼貌用语，愿与他人交流。

（6）未经允许不拿别人的东西，拾到东西交给警察，有错

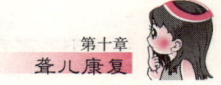

就改。

（7）热爱父母，尊敬长辈，不任性，不独占食物，帮助长辈做力所能及的事情，进而培养爱家乡、爱劳动人民、爱祖国的感情。

（8）培养强烈的求知欲、进取心，进步了不骄傲，遇到困难不退缩。

（三）培养孩子的计算能力

教会孩子10以内数字的概念和加减运算，学习有关的几何形状、时间、空间等粗浅知识，发展孩子的智力。

（1）按物体的特征（如大小、长短、高矮、粗细、薄厚、宽窄、轻重、远近等）及形状（圆形、正方形、三角形、长方形、半圆形等）比较分类，并按某一特征正确排出物体的序列。

（2）用一一对应的方法，比较两组物体数目的多少。

（3）用口顺序地点数10以内的数，并能说出总数。能按要求取出数量相等的物体。

（4）认读书写阿拉伯数字1~10，能正数、倒数、成组地数（例如两个两个地数），知道10以内的相邻数。

（5）建立空间概念（上、下、前、后、里、外、左、右等）和时间概念（早晨、晚上、白天、黑夜、今天、明天、昨天、星期等），认识时钟，学看正点、半点等。

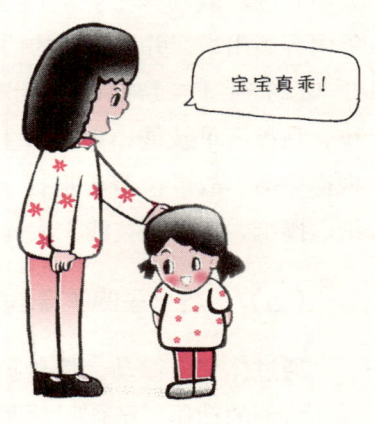

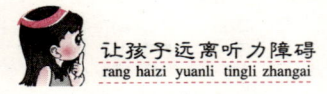

(6) 学习10以内的加减法。

(7) 学习把实物或形体等分成2份、4份。

(8) 认识1元以内的纸币和硬币。

(四) 培养孩子的动手能力

在引导孩子观察物体形状、颜色、结构等的基础上，培养他用绘画、手工（泥工、纸工等）表现自己对周围事物的认识和思想感情，以发展他的观察力、想象力和创造力。初步培养他对美术的兴趣及对大自然、社会生活、美术作品中美的欣赏力。发展手部肌肉的协调性、灵活性，初步掌握使用美术工具及材料的技能。

（1）绘画：帮助孩子学会使用绘画工具（彩色铅笔、蜡笔、油画棒等），认识、使用2~6种颜色（红、黄、蓝、绿、黑、褐色），学会观察周围所熟悉的简单物体、植物（小树、花草）、动物、人、日常生活用品等，学用线条、简单图形和涂染方法大胆画画。鼓励孩子把周围感兴趣的实物、故事、诗歌、谜语等内容画出来，并用自己的话把情节讲出来。

（2）手工：帮助孩子认识泥工材料，学习搓、团、压、捏、拉、粘等简单技能，把日常生活中的简单物品捏出来，还可以根据生活、故事情节等把捏出的物品组合起来。学习简单的折纸、撕纸、粘贴等技能，锻炼手眼协调能力。

（五）培养孩子的体育与律动能力

通过体育、律动，培养孩子保持正确的身体姿势，发展灵活、协调的动作，结合听觉训练，加强节奏感。

（1）通过各种形式的走、跑、跳、投掷、钻、爬、攀登、体操等，锻炼身体各部肌肉的力量及协调性，还可结合季节、本地特点进行游泳、爬山等活动。

（2）按音乐节拍做动作，例如打鼓、吹喇叭、开火车、小鸟飞、小兔跳、摘果子、骑马等，以及随节拍拍手、点头、转动手腕、踏步、垫步等，养成安静地、注意力集中地听音乐的习惯，学习随音乐哼唱。

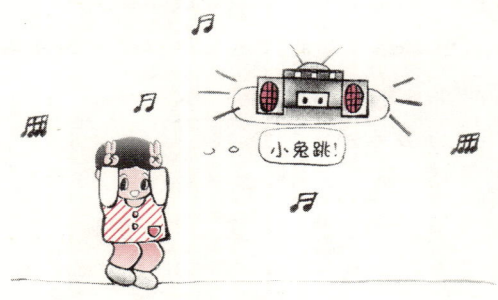

（六）训练孩子做各种游戏

训练孩子游戏的技能，在游戏中发展主动性、积极性、创造性和想象力，以及社会意识。通过游戏了解某些角色的社会职能和相互关系，并按要求做，学会游戏规则。

（1）拼插游戏（积木、插片、拼图等）：初步认识结构材料的名称、形状、颜色等，能构造出简单的形象。

（2）角色游戏：家庭成员和孩子分别扮演角色或轮流担任角色，表演简单的情节。

（3）智力游戏：穿珠子、配对、棋类等。

（4）发音游戏：拼拼读读、学动物叫等。

（5）听力游戏：抢椅子、寻找声源等，听到声音迅速作出反应。

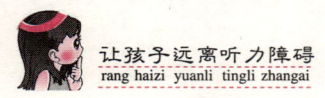

共同阅读计划

1. 选择你和你的孩子都喜欢的书籍。
2. 读书时让孩子同时能看到你的表情、手势和文字。
3. 不必完全受书中文字的限制，可以发挥、变通书中的意思。
4. 一边读一边跟孩子讲解书中故事的内容，还可以不时向孩子提问。比如结合你的经验来讲解书中的故事，让孩子来预测情节的发展和结果。
5. 要有表演性地讲解书中的故事，用手势、体态语言和夸张的面部表情来扮演故事中不同的角色。
6. 常常变换你做手势的位置，可以在书本上，可以在孩子身前，可以在你常用的位置上。
7. 如果书中有些词语的手势你不会，也不必紧张。你可以用动作、指示图片和表演情节来讲解，之后再请教孩子的老师。
8. 讲解故事时随意地轻拍孩子的肩膀，或用肘部轻推孩子让孩子保持注意力。
9. 鼓励你的孩子带领你读故事。对幼童来说，这意味着你一边简短地描述图片一边让孩子翻书。对大一些的孩子，可以直接给他们读原文。
10. 看完书后可以让孩子或与孩子一起表演故事的情节。
11. 如果孩子喜欢的话，应将同一故事再重复讲述一遍，这是孩子语言发展中的一个重要部分。
12. 轻松愉快地让你和孩子一起度过读书这一段积极而有意义的时光。

第十一章
致聋儿家长三十六计

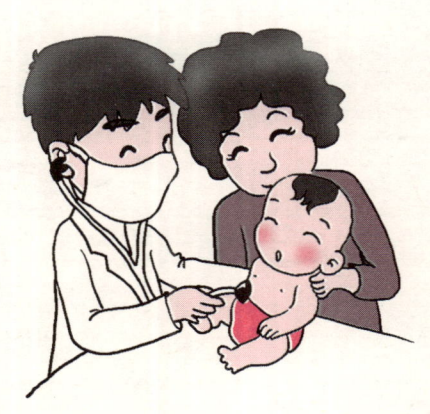

第一节

家长应如何面对聋儿？

一、常见的家长心态类型

（一）理智型

这些家长也曾伤心难过，甚至痛不欲生，但他们能很快地冷静下来，带孩子去医院或康复机构检查、诊断，如果被确诊为感觉神经性耳聋，就尽早地为孩子选配合适的助听器，并以顽强的毅力，以坚定的信心、耐心和恒心，科学地对孩子进行听力语言训练，积极与医务人员、语训中心教师配合，力争使自己的孩子像正常儿童一样成长。这类家庭中的聋儿，有很多都能进入普通小学、中学学习，并且成绩优秀。他们的孩子完全融入了主流社会，他们因自己的奉献使孩子聋而不哑，也为此感到自豪。他们是很多聋儿家长学习的榜样。

（二）非理智型

一些聋儿家长的消极心态可表现为攻击、倒退、冷漠、否认、固执、焦虑、自责等等。这种心态与行为对聋儿的成长是十分不利的。

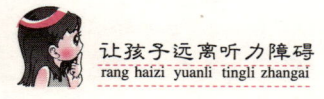

1. 以简单粗暴的方式对待不幸

因孩子耳聋这一打击,夫妻间出现对抗行为,互相责备、争吵,甚至转而攻击他人。少数夫妻提出离婚或把聋儿推给祖父母,个别丧失良知的父母还会遗弃孩子,使本来已遭不幸的聋儿雪上加霜,处于更加不幸的境地。

2. 盲目地生育第二胎

发现孩子耳聋后,不是积极诊治、查明原因,向有关医务人员及专家进行遗传咨询,而是在没有得到指导的情况下盲目地生育第二胎,由于缺乏基本的优生知识,结果第二胎又可能是聋儿,这就将给家庭再次造成极大的痛苦。

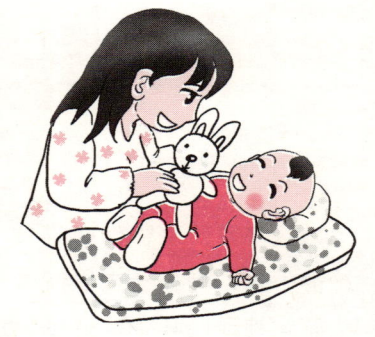

3. 产生很深的自责心理

他们认为孩子耳聋是上天对自己的惩罚、报应,是自己的过失,因此一味地溺爱孩子,表现为对孩子百依百顺,给予过分的关怀、照顾和迁就,导致聋儿胆小,任性,不尊重别人,自私自利,甚至发生攻击行为。这种不良品质会给聋儿配戴助听器后的听力语言训练带来极大的困难。

4. 盲目求医,贻误康复时机

到目前为止,对各种原因造成的感觉神经性耳聋还没有好的治疗办法,尽早选配助听器是明智的做法。一些家长听不进医生的忠告,当孩子已被确诊耳聋后,他们还是徒劳地、固执地到处盲目求医。他们道听途说,轻信一些虚假广告(如扎针、气功、服药等等),结果是浪费了时间,耗费了精力,花费了钱财，错过了孩子尽早配戴助听器以及学习语言进入有声世界的时机。当发现这一切都是徒劳时，他们又追悔莫及，恨自己"何必当初"。例如：有位聋儿家长曾经在孩子1岁时带他到聋儿语训康复中心就诊，明确了耳聋的程度。这位家长却不能面对现实，在两年中又花费了近4万元钱，到处求治，毫无效果，孩子3岁多以后又回到聋儿语训康复中心，给孩子选配好助听器

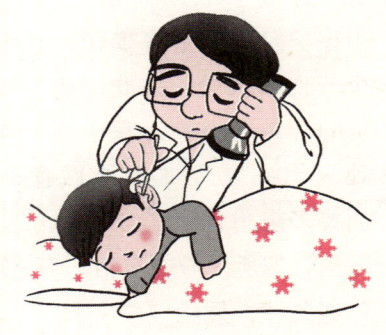

后，经过半年多的语训，孩子学会了说简短的话。家长非常后悔当初没能及早给孩子配戴助听器。

5．不敢面对现实

一些家长，甚至是些有较高文化程度的家长，出于个人的自尊心或是为了逃避痛苦和烦恼，也不能正视现实。

二、家长应采取的态度

无论孩子的听力损失多么严重，他也是一个孩子，也遵循着和正常儿童一样的发展规律。他不仅有吃和喝的需求，也有玩耍、游戏和学习的需要。这种需要，不仅表现在语言的发展上，也表现在身体、智力、情感和社会性方面。那种只把注意力和精力集中在对孩子进行听觉语言训练，而忽略其他方面的发展需要的做法是错误的，应该保证孩子的全面发展。

宝宝耳朵聋了，确实是一件让人悲伤的事情。可怜的宝宝需要更多的搂抱、抚摸、微笑、理解和交流。需要家长下决心

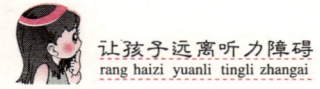

的是，切不可因为孩子的耳朵聋了，就对他的要求——即便是不合理的，也一味迁就。百依百顺，势必会酿成大错。事实上，小孩子们会做很多事情，只是缺少表现的机会。因此，您在对宝宝的抚养和教育过程中，不要处处只想到宝宝"不能做什么"，而要多想想他"能干什么"。接下来，您所要做的事情只有一件：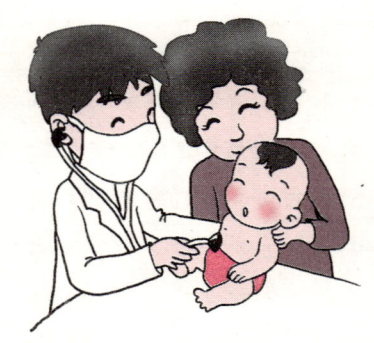创造条件，鼓励宝宝去探索，去游戏，去学习新的知识，去大胆享受正常社会生活的快乐。

每对年轻的父母都希望能生一个健康、聪明的孩子。当孩子被确诊为耳聋时，对父母来说无疑是一个巨大的打击，心理和行为都会受到重大的影响。家长的心理反应和行为表现是积极的还是消极的、是理智的还是非理智的，对聋儿的发展和前途至关重要。

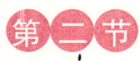

为聋儿创造良好的听环境

一、怎样为聋儿布置良好的视听环境？

有的宝宝也许在刚出生后不久，就被发现耳聋了，但他仍是个具有惊人学习能力的小天使。丰富多彩的环境能使宝宝大脑皮质的重量、厚度明显增加，及早的视听训练会使宝宝早日会听会说，千万要抓紧时机哟！家长必须做这样几件事：

（1）及早为宝宝配戴适宜的助听器，这是至关重要的头等大事，不要疏忽。

（2）在宝宝床头两侧及周围（最佳视距为20cm），悬挂一些五颜六色的玩具或放大的父母的彩色照片等，每隔4~5天轮番更换。当孩子觉醒时，用鲜红色的玩具（直径约10cm的气球）逗引他。当孩子看到后，再缓慢地沿弧形轨迹移动玩具（每秒移动7~8cm），让他的视线追随玩具移动的方向。

（3）选择一些柔美的音乐放给宝宝听，音量比大人在室内说话的声音稍大些为宜。

（4）无论是给孩子喂奶、洗澡、放音乐或抱起孩子时，都要在他眼前20cm左右的距离，用温柔亲切、富于变化的语调，反复地和孩子说话，告诉他你在做什么，或呼唤他的乳名，并有意地抚摸他的身体，这也是一种交流。

二、如何及早促进聋儿感知觉的发展？

孩子已能竖起头来察看四周了，此时他的周围将是一个可感知的、微笑的、可品尝的和可触摸的世界。这可是家长提早促进孩子感知觉发展的最好时机。方法很简单，只要家长们不要忘记，让孩子多看、多听、多摸、多玩就行，切不可将孩子置之一边，让他静静地躺在那里，任其看着天花板，吮着手指头，连抱都不抱一下。

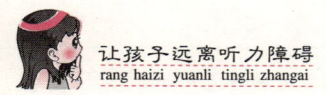

三、怎样改善聋儿的听环境？

听力障碍的宝宝在嘈杂的环境中，听取和理解人们的语言是非常困难的，为孩子提供良好的听环境，是家长们教孩子学语时的首要事情。

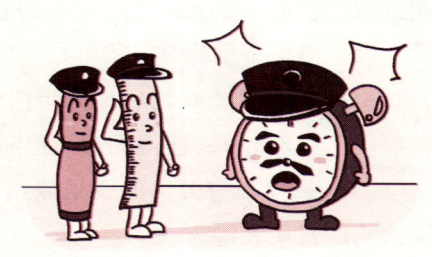

（1）关闭一切可能影响孩子听取效果的干扰性声源，如电视机、半导体等，确保交谈在较安静的环境中进行。

（2）尽可能地坐近孩子，交谈距离保持在1～2米以内最为理想。

（3）坚持坐在孩子听力补偿效果较好的耳朵的一侧。

（4）如果是面对面交谈，家长一定要面对光源，并保证自己的嘴部与孩子的视线处在同一水平，让他看清大人的口型。

（5）如果需要一边看电视一边交谈，家长们不妨先借孩子的助听器用一用，听一听电视发出的声音效果，以此调整电视机的音量大小或孩子与电视屏幕之间的距离，以孩子更易听清楚电视中的声音为宜。

四、怎样帮助聋儿建立听和感受声音的意识？

让聋儿感觉到周围世界存在的声音，这是聋儿利用残余听力,开始发声学语的关键一步。家长们可以参考下法尝试进行:准备3种以上既能发出较大声响,又能感受其振动的发声物,如台式收录机、玩具鼓、脸盆等。调整好助听器音量的大小,以表情及动作引起聋儿的兴趣。播放一支节奏鲜明的曲子,家长先做聆听示范,以手示意孩子仔细听。几秒钟后,关上录音机,双手平摊示意声音消失。再打开,再关上,反复数次后结束。重新开启收录机,让孩子触摸其外壳,感受振动;关上收录机,示意孩子声音消失,振动也消失。让孩子自己开、关收录机,用手感受振动与振动消失。待孩子熟悉后,以鼓代替录音机,如法进行,直至聋儿感受到声音的存在。

五、如何及早训练聋儿养成良好的聆听习惯?

良好的聆听习惯,有助于听力医生准确地诊断出聋儿的听力损失情况,及早验配合适的助听器,更有助于聋儿早日习得有声语言。聋儿的听习惯不是自然习得的,需要专门训练。家长们不妨采取下法进行尝试:准备3种以上声响玩具或物品,如鼓、锣、哨子等。父母示范:爸爸坐好,妈妈在背后敲鼓,听到声音后,爸爸举手示意听见。让孩子敲鼓,父母轮流示范。待孩子产生兴趣后,改换孩子聆听,妈妈在一旁指导。一旦孩子做对了,及时给予鼓励。进行一段时间后,可更换声响物品,按上述方法重新做游戏;也可变换游戏方式,如"听声

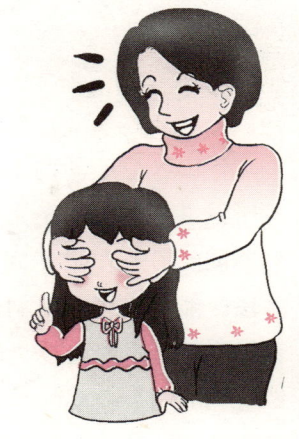

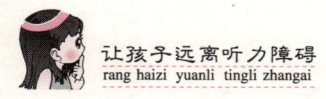

音拨珠"或"穿珠"等。年龄较大的聋儿,还可以做"听话识图"或"听话复述"的游戏。

六、如何帮助聋儿认识声音是有意义的?

帮助孩子理解声音是有意义的,有助于聋儿早日理解和学习有声语言。具体方法如下:准备硬纸板1张,彩笔数支,松紧带3根。用以上材料做成小白兔、兔妈妈、大灰狼头饰各1个。让孩子戴上小白兔头饰扮做小白兔,妈妈戴上兔妈妈头饰扮做兔妈妈。示意孩子妈妈要出门,告诉他听到敲门声后就跑来看一看,如果来的是妈妈便开门,如果是大灰狼则立即跑开躲起来。要求聋儿在没有听到敲门声时,不能开门,也不能去看。换上大灰狼头饰,敲门,待孩子观看时,做出张牙舞爪的动作,并示意聋儿快藏起来,重复几次。换回兔妈妈头饰,再敲门,待孩子看清并开门后与他一起做游戏。和孩子交换角色,重复进行。

七、怎样训练聋儿区分不同的声音?

学会区分不同的声音有不同的意义,对刚刚戴上助听器开始听话学语的聋孩子来说非常重要,家长要帮助聋儿尽早学会对不同的声音作出不同的反应。准备算盘珠或纽扣若干,小线一段,能发出较大声响的物品3件(玩具鼓、车铃、闹钟等)。让孩子看着家长将算盘珠(或纽扣)一个个穿起来,做成"项链"。将3种声响物品取出,示意孩子只有在听到某种声响(如鼓声)时,才能穿上一颗珠子。让孩子背过身去,家长或敲车铃，或击鼓，或打开闹钟，要让孩子作出正确的反应。重复上述过程，直至"项链"穿好为止。年龄较大的孩子，可同时穿两条"项链"。以不同颜色或不同形状的纽扣、珠子为原料，要求听到不同的声响穿不同的"项链"。最后，要将穿好的"项链"作为奖品，给孩子戴上，以增强其区分声音的兴趣。

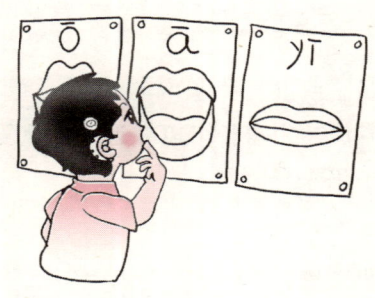

八、要和孩子不停地说些什么？

让聋儿学会说话，家长要不停地跟他说，反复地跟他讲。与孩子说些什么呢？①选择孩子有兴趣的事物对他说。②选择孩子经常看到的事物对他说。③经常叫他的名字，和他打招呼。④通过说"对"和"不对"，让孩子知道什么事情可以做，什么事情不能做。⑤给他一些简单指令，让他去做。以上这些内容，如果孩子不理解，可让他看实物，或借助于动作、手势，使他理解。

九、怎样使孩子保持交谈的兴趣？

使聋儿保持交谈的兴趣，是家长与孩子沟通成功的关键。

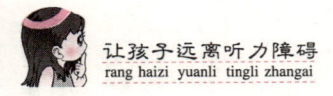

（一）引起孩子注意的时机

（1）当他正在做某事，而家长认为他不应该做的时候。

（2）当需要他停下手中的游戏，家长有些重要的事情准备讲给他听的时候。

（二）引起孩子注意的方法

（1）叫他的名字或说"听我说"。

（2）如果没有成功，家长可以靠近孩子重复自己的话。

（3）如果孩子仍未注意到说话的人，可以用手使他的头转向说话者，但这只能作为最后一招使用。

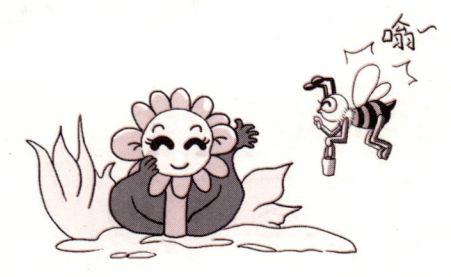

（4）一旦孩子对说话者的行为作出了反应，一定要注意保持孩子交谈的兴趣：夸张您的语调或模仿孩子的语调说话；熟练地操作、摆弄孩子所喜欢的玩具；使用丰富的面部表情或借助于手势，反复看您和孩子正在谈到的玩具或图书等；靠近孩子并模仿他的动作。

（三）何时为和孩子交谈的最佳时机？

孩子游戏的时候，吃饭的时候，睡觉之前或起床之后，都将为交谈提供丰富的话题和内容。切忌在洗澡的时候和孩子交谈，此时聋儿没有戴助听器，交谈是徒劳的。

（四）如何让孩子理解谈话的内容？

（1）声音要大，但不要喊。

（2）尽可能地靠近孩子，说话人的嘴与其助听器上的麦克风最好保持在同一水平。当孩子在地板上游戏时，说话者应弯下身去。

（3）尽量保持室内安静。

（4）选择光线较好的地点，与孩子面对面交谈。

（5）可借助于手势帮助孩子理解您的谈话内容。

（6）谈话时，不要忘记利用面部表情帮助表达您的意思。

十、家长怎样成为孩子的积极听众？

初学说话的聋孩子，非常需要有一个人能对他的谈话给予充分的注意，并及时作出有意义的反应。这一需要的满足相当重要，它将促进孩子交往技能的发展。

（1）仔细观察孩子，知道他正在做什么、看什么、想什么，记录下来。

（2）对孩子谈及的内容表示出极大的热情和兴趣，并及时回应，如点头、微笑，或说"哦"、"真的"等肯定式的语言。

（3）孩子谈话时，要看着孩子的眼睛。

（4）适当提出一些孩子能回答的简单问题，这将鼓励他说得更多。

（5）适时补充孩子的语言，使之更完整。例如孩子说"我"……"长大"……"北京"，您可以这样补充完整："你长大后去北京，真棒！"

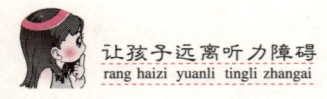

（6）使用简单的评论式的语言，拓展孩子的话题，如孩子说"我的娃娃"，您可以接着说："是的，她想出去找爸爸。"

十一、如何帮助孩子理解语气变化？

和孩子交谈时，家长的语气应是不断变化的。语气、声调的改变，不仅能吸引孩子听人讲话的兴趣，还能为聋儿充分理解语言提供一些有用的信息。帮助孩子识别、理解语气变化，也是家长的责任。

在和孩子交谈时，请按如下方法进行尝试：

（1）适时地改变您说话的语气、语调，吸引孩子的注意力。

（2）适当放慢语速，以聋儿能跟上为宜，自然、清晰地说出每一个字，切不可过分夸张和拉长您的声音。

（3）当您兴奋或生气时，可夸张地变化您的语调，表达您的情感。

（4）经常和孩子一起说儿歌、讲故事，锻炼聋儿熟悉语言的节律。

（5）鼓励孩子用有声语言表达自己的愿望，并及时给予正确的回应。

（6）有目的地设计一些听力训练、发音训练的游戏，使孩子感知和分辨语言的节奏、韵律、声调变化。例如，叫他的名字，看他能否判断父母声音的不同。

第三节

从点滴做起帮助孩子学习

一、怎样为孩子选择先学的词汇？

聋儿在学会使用语言之前，要先理解词汇。为聋儿选择优先学习的词汇，可以从以下几个方面考虑：①词汇能表示孩子喜欢的人和物。②词汇可以表示孩子每天能够看见的日常生活中的事物。③有趣的、易于表现的、孩子熟悉的词汇。④孩子容易看清楚口型的、发音比较容易的词汇。⑤有训练条件和训练环境的词汇。

二、怎样帮助聋儿记忆和积累词汇？

建立剪贴本，是帮助孩子记忆和积累词汇的好办法。准备一个图画本，用旧挂历自制也可，形式随意。从您为孩子选择的第一个词开始，把有关这个词的图片剪下来贴上，并在图的下面写上这个词的拼音和汉字，然后扩展深入这个词，可把有关这个词的画片都贴上，定期和孩子一起复习。

三、如何教聋儿学习简单语句？

汉语的简单句主要包括：陈述句、疑问句、祈使句和感叹

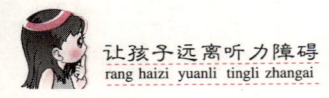

句。聋儿学习短句最易犯的三种错误是：①不说完整句子，如："妈妈的鞋"说成"妈妈鞋"。②前后次序颠倒，如："没有馒头"说成"馒头没有"。③用词错误，如："西瓜真大"说成"西瓜真胖"。事实上，短句的学习，要同积累词汇、扩大词义、理解语言结合进行。首先，要引导孩子说完整句子，及时纠正他的语法和用词错误；在孩子初步掌握的基础上，逐步增加一些修饰的成分。例如：天气很热→今天的天气很热；小朋友很高兴→小朋友玩得很高兴；冬冬跑了→冬冬飞快地跑了。

四、怎样利用图片教孩子学说话？

图片是家长最好的助手，它可以帮助家长教孩子理解和学习语言。图片的使用一般有以下几种方法：①在告诉孩子一件事或一次出游之前，先用图片帮助孩子了解将要发生的事情。②用已有的图片或临时画的图片，解释正在发生或孩子不能理解的事情和词汇。例如：利用图片讲述旅游的景物和地点等。③事后用图片讲述事情的全过程，加深孩子的印象。④定期和孩子一起按学习的内容整理图片，把它们编成一本画册，有助于孩子把语言同画册中的人、物联系起来。

五、怎样培养聋儿的数字概念？

人们往往误认为，某个孩子能按顺序说出许多数来，就是具备了数数的能力。但是，无论他能数出多少，如果不会指着东西数出数来，也不能说他会数数了。在指导孩子数数的时候，既要让孩子在一定程度上掌握数字的顺序，又要教他在日常生活中学会数数的基本要领。比如，可以在吃饭时，让他试着分配食物和餐具，让他先拿来人手一份的碗和勺，并把食物逐一分给每个人。另外，还可以教孩子用自己的眼睛和手指来验算一下盛在碗里的食物数目。这是个学习的好机会。此外，家长可以和他一起捡拾树枝或落叶，再做分合的游戏，使孩子自然地掌握数字概念。

六、怎样教聋儿看图册？

幼儿期是开始培养读书习惯的重要时期。在这一时期，如果幼儿接触画册的机会多，将来上学后就会具有强烈的求知欲，聋儿也不例外。如果孩子不感兴趣，家长是否考虑有必要重新给他选择画册，使其爱上书籍呢？有时，家长尽管经常买来一些自己认为是很好的儿童读物让孩子看，可结果孩子并不感兴趣，随手翻翻了事。这是因为家长忽略了孩子的兴趣和年龄特点，运用的是填鸭式的方法。如果注意选择与孩子的年龄相适宜、富有美好幻想、语言通俗易懂、内容丰富多彩的书籍，一定会吸引孩子去阅读。如果家长能时常不厌其烦地像讲童话似的给坐在膝上的孩子念书听，耐心地引导回答孩子的疑问，就不怕他不感兴趣。另外，平时不要一味地要求孩子看书，如果家长能够言传身教认真读书或交谈的话，孩子就会喜爱图书和图册。

七、如何使聋儿对文字产生兴趣？

一般来说，聋儿的年龄一过4岁，就会产生探求文字的愿

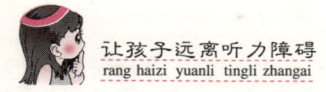

望,即将入学的聋儿,可达到认识自己名字的程度。对那些贪玩,没有识字要求的孩子,要通过摆积木、玩扑克等游戏,创造接触文字的条件。让孩子识字最忌强迫。"这个字怎么念?""这个图形叫什么?"这样的问话不但不能引起孩子的兴趣,反而可能成为孩子厌恶识字的原因。所以,与其强硬地灌输,不如采用在孩子经常使用的东西或玩具上贴标签的方法,使他们能够有机会多接触文字。

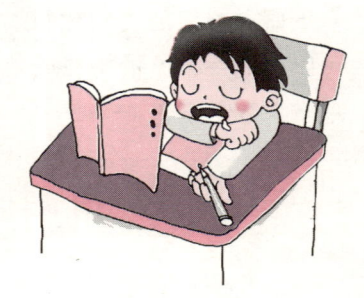

八、怎样为聋儿讲故事?

听妈妈讲故事,是孩子最喜爱的事情,您知道怎样为孩子讲故事吗?讲述前,您需要先通读一下全书,根据每幅图画想好讲解的内容,把握故事的情节;准备开讲时,检查一下孩子的助听器,要面对孩子而坐。如果孩子的听力已具备良好的助听器补偿效果,您可以与孩子并排而坐,但要坐在孩子听力补偿效果比较好的那只耳朵的一侧,以便让孩子听清故事的内容。讲解时,要先吸引孩子的注意力:"让我们来看这本书。"同时让孩子看图册,然后说:"这儿有一只小猪。"并且把画面转向孩子,让他看清画面。如果孩子一直看着您,表明他没有听

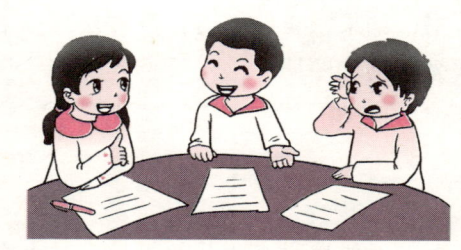

懂，需要您再重复一遍。之后，用同样的方法阐述剩余的内容。讲述语言的深浅，要和孩子的接受水平相一致。您的讲解要有声有色，必要时借助于一些道具或木偶，使故事更加活灵活现，增强孩子的兴趣；讲解时，要设置一些悬念，要注意讲解的节奏，有意为孩子留出思考的时间；讲解之后，要让孩子复述上面的内容，让他按照自己的方式去讲，您可以提示和补充，切忌埋怨。如果他仍不明白，就要反复给他讲，直到他能理解为止。

九、训练聋儿"看话"应注意哪些问题？

"看话"也是聋儿学习说话、进行交往的重要能力之一。父母在训练孩子看话时，应当注意：面对光源，嘴与孩子的眼睛保持同一水平，并与孩子相距 1 米左右，面对面训练孩子说话。说话时，不能摇头晃脑，不能吃东西、抽烟或大笑。面部表情要生动、活泼，时刻吸引孩子的兴趣与注意力。说话要有节奏和次序，口型变化要明显，但不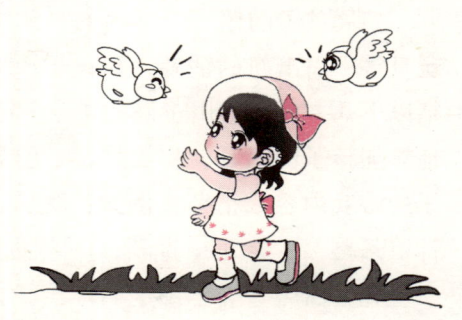要夸张。语速开始稍慢，逐渐加快至正常。句子完整，语调自然，表达得清晰准确。要注意语言复现的次数，让孩子将口型与实物、动作、思维联系起来。

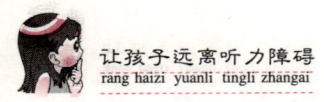

十、怎样在交谈时判断孩子是否听懂了？

与孩子交谈，培养他的交往能力很重要，但关键是看他能否听懂您的谈话。发现聋儿是否听懂谈话，及时改变谈话内容和方法，是家长需要学会的重要本领之一。孩子的行为表现，往往能为您提供很多判断的依据，孩子要是听懂了就会有如下的表现：①听从您的指令。②恰当、正确地回答您提的问题。③对您的评价或建议作出合理的反应。④说出自己的看法。⑤有更多精明的主意。⑥继续保持注意。⑦点头或摇头。⑧微笑。⑨有恰当的表情或手势。

十一、如何帮助有一定语言基础的孩子拓展语言？

拓展孩子的语言，常用的方法是：通过评价孩子的作品或玩具等，引出新的话题，和孩子谈他所能理解的内容。通常包括以下几方面：①用正确的语法完善孩子的语言。②饶有兴趣地参加孩子的活动，积极鼓励、引导孩子发表意见。③扩展孩子的游戏内容或情节，例如：明明在玩汽车，家长可以为他设计一条路，一会儿一直开，一会儿向坡路上开，一会儿拐弯，一会儿去商店等等。④定期带孩子去旅游，或参加一些社会活动，如走亲访友、市场购物等，丰富孩子的生活内容和经验。⑤利用新的信息、词汇、想法，发展孩子讲话的技巧。同样的一句话，可以用旧词、新词互相替代说出。例如："你认识明明。""你知道明明。""你认识他（明明）。"

十二、怎样根据孩子的语言能力进行提问？

提问是发展孩子语言能力的有力手段之一，但如何提问，问些什么，则要根据孩子的实际语言能力而定，否则提问就不能起到效果。如果您的孩子的语言能力相当于正常孩子一两岁的水平，就要问："××呢？"例如："妈妈呢？"如果孩子的语言能力相当于正常孩子两岁的水平，您就应问："这是什么？""那是什么？"如果孩子的语言能力相当于正常孩子3岁的水平，您就可以问："××怎么样？""××在做什么？"如此等等。如果孩子的语言能力相当于正常孩子4岁的水平，您就可以问"为什么"的问题了。这时，孩子已经具备了同正常人交往的基本能力了。

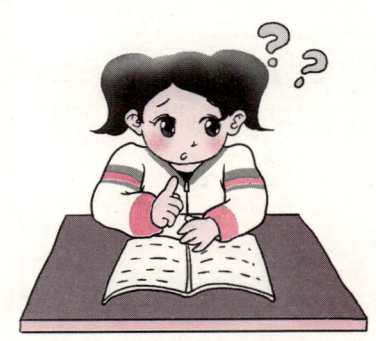

让孩子全面发展

一、怎样让孩子身体发育好？

幼儿处在骨骼生长的最显著时期，因此家长们必须为孩子

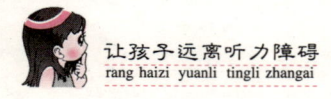

创造骨骼发育所需的条件。首先是摄取钙质,在我们的食物中,如鱼类、奶类、海产品都含有较丰富的钙。其次,补充维生素,尤其是增加维生素D,并经常带孩子进行日光浴和参

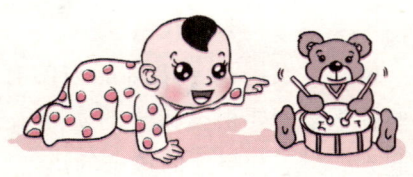

加运动,这些都是孩子骨骼发育所不可缺少的条件。切忌把孩子长时间关在屋子里,一味地进行听力语言训练。

二、怎样对待爱哭的孩子?

孩子爱哭爱闹,哭起来没完没了,弄得大人不知如何是好。这种情况,在两岁左右聋儿中是常见的。一般过了3岁以后,孩子就变得懂事多了。如果到了4岁还是爱哭爱闹,那就是一种身心发育迟缓的表现了。孩子所以如此,多是由于父母抚养孩子的方法错误所致。孩子刚要哭,就马上哄他,顺着他的性子来。时间长了,就形成了这样的结果。孩子稍遇难事,不自己想办法,而是用大哭大闹、求助于别人的婴儿式方法解决问题。在这种时候,家长们最好任凭他哭闹而不去理睬,必须让他感到单凭哭闹无济于事。等到孩子停止哭闹,能够心平气和地听别人讲话时,再去管他。对于系不上鞋带、穿不好衣服这类事情,要教会他清楚、准确地表达自己的要求,不许哭闹。另外,重要的是,要多给他练习的机会。当他能够自己做某事时,及时加以鼓励和称赞。

三、怎样矫正孩子不正确的行为姿势?

孩子一般在身体不舒服的情况下,即当他疲劳或是发烧生病的时候,体态是不好的。如果孩子身体状况正常,食欲良好,做游戏也有精神,那就请注意观察一下,他都在哪些方面身体姿势不端正,包括走路、吃饭、坐凳子、看图册、画画、玩积木以及和小朋友做游戏等生活的各种情况。经常可以看到一些聋孩子,看画报时爱趴着,看电视时用手托下巴躺着看。这些都是孩子平日在家里模仿大人的动作,无意中养成的习惯。正确的姿势需要培养:吃饭时,身体要坐直;画画时,要注意摆正图画纸,轻松自然,端正大方。首先,父母要做出榜样;其次,帮助孩子选择便于他们采取正确姿势进行活动和学习的场所,正确摆放电视机;第三,当孩子做游戏时,一定要他到桌子上去做,当然不能采取强硬的命令方式。

四、怎样教聋儿遵守交通规则?

当孩子已到了4~5岁的年龄时,就有必要告诉他遵守交通规则的利害关系了,然后让他掌握交通规则。如能带孩子亲自实践,并在实际中讲解,孩子就会在较短的时间内,完成这一学习内容:①认清人行横道与车道的区别,过马路一定要在人行横道上走。②分清红、绿、黄色的信号灯,按照信

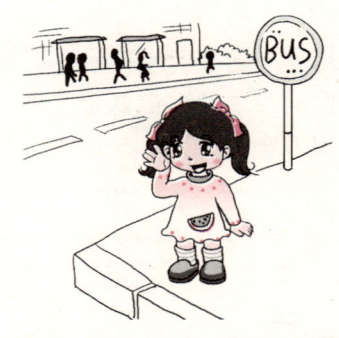

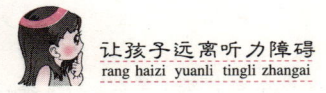

号灯的指示通行。③过人行横道时，要举手示意，注意来往车辆，不斜穿马路。④走路时，注意不从拐角处突然跑出。⑤走路要快些，不在汽车道上玩耍。⑥过马路时，不在车前、车后乱窜。

五、怎样教聋儿认识钟表？

时间的概念是人们日常生活中所不可缺少的，可让聋儿自然地理解日常生活的每个环节与时间的关系。比如告诉聋儿，"时针指到三点，是做游戏的时间"。反复几次，由于孩子最喜爱做游戏，他就会记住这个钟点。接着，便较快地掌握起床、就餐、去幼儿园和妈妈下班的时刻了。在看电视时，不要只教孩子认识频道，而是要启发他意识到看电视与时间的关系。如在看动画片之前，可以告诉他："从六点开始是动画片时间，快点收拾玩具和妈妈一起看电视。"此外，还可用图画纸和废挂历纸上的数字，做几张尽量与钟表大小一样的表盘，把日常生活中的必要时刻，做上时针标记，一张一张地教孩子认识"起床"、"早饭"以及其他时间。还可以把这些时间用图画和文字表示出来。教授时一定要有耐性，使孩子逐渐地把时间与生活习惯联系起来。这样，在一定程度上，生活也会变得有规律。

六、如何使聋儿对音乐产生兴趣？

请问，您喜爱音乐吗？您是否在厨房里做饭时也经常轻松地哼唱些小调？孩子的兴趣，是在日常生活中自然而然地产生和发展起来的。他对音乐的兴趣也是如此,他需要充满生气的活泼的气氛,而不是以成人为中心的死气沉沉的生活环境。如果能经常让孩子坐在家长的膝上,模仿家长一起随着音乐和歌声手舞足蹈,那么,他不久就会被音乐所感染。让孩子在欢乐的环境中,一边玩一边哼着家长多次哼给他听的曲子,或随着录音机和电视中的音乐蹦蹦跳跳,总比给他乐器叫他演奏,或是专门打开录音机要他欣赏音乐容易得多。等到孩子有了兴趣,再给他乐器,教他演奏或教他欣赏乐曲,想必孩子就会愉快地接受了。

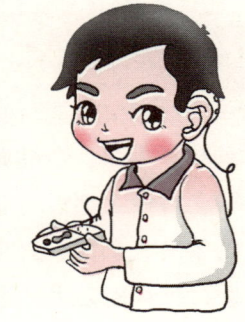

七、怎样培养聋儿的节奏感?

因为自身的听力状况和生活经历不同,所以每个人对音乐节奏的接受能力也会有差异。对那些节奏感差的孩子,不妨用心收集一些韵律匀整的儿歌,在一定的听力训练、发音训练的基础上,教他大声地朗读,还可用玩具乐器加以伴奏,使其体会节奏感。顿足拍手的方法也很有用,即使孩子暂时还合不上拍也不要紧。另外,平时要注意给孩子经常听些韵律优美、节奏明快的乐曲,并和他一道做些韵律动作,使之陶醉在音乐的渲染之中。有可能的话,再给他买些能发出音乐声响的玩具。与其对孩子进行专门训练,莫不如让他生活在充满音乐的环境中,自

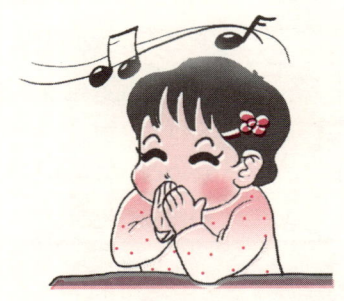

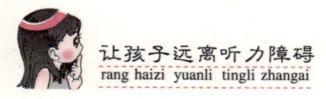

然地熟悉音乐的节奏,感觉乐曲的变化,从而培养他适应各种节奏的能力。

八、怎样为聋儿选择玩具?

给宝宝选择玩具,也许是家长感觉到比较头疼的事情。玩具数量太少,会使孩子的感性经验贫乏;玩具过多,又担心孩子会对什么都没有常性。专家建议,购置玩具要注意适应孩子的年龄、个性、兴趣和能力特点。一般来讲,应根据聋儿的年龄特征和能力水平逐渐增加玩具的数量和种类。一岁以下10种左右,一岁20种左右,两岁25种左右,依此类推。您不妨参考表11-1为宝宝选择玩具。

表11-1 为聋儿选择玩具参考表

年龄	玩具名称
1岁以下	哗啷棒、风轮车、气球、奶嘴、球鼓、不倒翁、笛子
1~2岁	手扶车、小推车、儿童汽车、球、娃娃、木偶、积木、蜡笔、玩沙子用具、鼓、简易乐器、画本
3~4岁	娃娃、娃娃家游戏用具、脚踏车、陀螺、气球、大小球类、插塑、积木、橡皮泥、蜡笔、绘画用具、画本、乐器、玩沙玩水用具、小提兜、布口袋等
5~6岁	娃娃、娃娃家游戏用具、儿童汽车、脚踏车、木马、跳绳、布口袋、剪刀、橡皮泥、小提兜、彩色纸、高粱秆做的玩具、玻璃球、习字本、图画本、口琴、玩水玩沙用具、玩具算珠、拼图板、组字板等

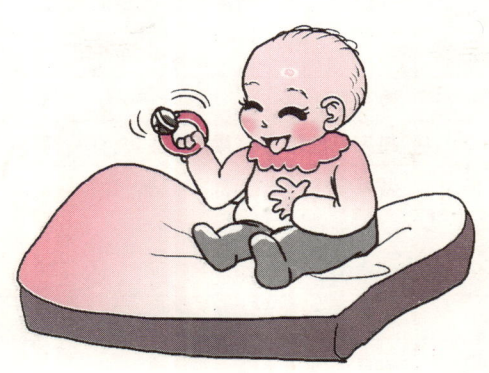

九、怎样为聋儿制定每日的家庭康复计划?

聋儿学习说话,只有日积月累、循序渐进才会取得明显进步,应当事先做好每日安排,提醒家长什么时候该做什么。下面提供的作息时间表仅供参考,家长们可根据实际情况,制定出适合自家的每日康复计划。(表11-2)

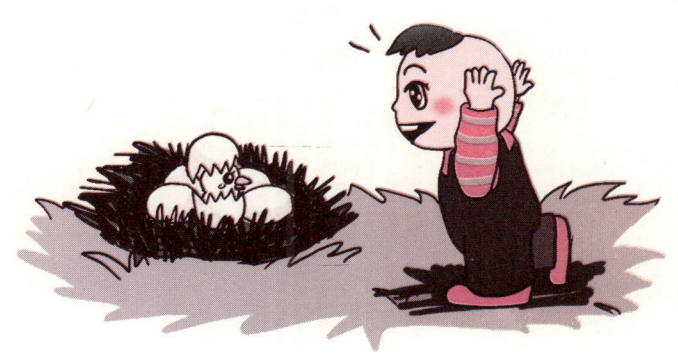

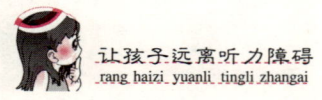

表11-2 聋儿家庭康复作息时间表

时间	要做的事情
6:20~6:30	检查助听器
6:30~7:00	起床、洗漱、戴助听器,说有关的话
7:00~7:20	做早操,进行舌部、口部、四声及元音发音训练
7:20~7:50	一起做早饭
7:50~8:20	吃早饭,说有关的话
8:20~8:40	一起做家务,准备训练
8:40~9:40	语言训练
9:40~10:00	听觉训练
10:00~10:15	自由活动
10:15~11:00	计算、常识,结合听觉训练、语言训练进行
11:00~12:00	一起买菜做饭
12:00~12:30	吃饭
12:30~13:00	自由活动
13:00~14:30	午睡
14:30~14:45	起床
14:45~15:15	吃水果、点心、交谈
15:15~16:15	画画、音乐、美工、游戏(任选其一,定期更换)
16:15~17:00	一起干活
17:00~18:00	自由活动(和小朋友玩,户外活动)
18:00~18:30	吃晚饭,说有关的话
18:30~20:00	自由活动,串门、看电视、散步
20:00~21:00	发音训练、讲故事
21:00~21:30	洗漱
21:30	上床,在音乐中入睡

第五节

聋儿戴助听器后家长还应注意什么？

孩子初次戴助听器也像人们初戴眼镜、新镶一个牙一样，要有一段适应过程。助听器是帮助孩子恢复听力的重要工具，是聋幼儿不可不戴的必需品。那么，此时家长要注意什么、做些什么？以下两方面供您们参考。

一、聋儿戴助听器需要注意的相关问题

（1）有些孩子拒绝戴助听器，比如有的孩子一戴助听器就哭闹或用手抓。如果孩子出现这种情况，当家长的应当首先把助听器戴在自己的耳朵上，给孩子做个样子，要表示出很舒适、很得意的样子，或是用更好的方法去引导孩子戴助听器的兴趣，培养孩子戴助听器的良好习惯。

（2）注意摘戴前先把助听器的开关关上，耳模和耳甲腔吻合，戴牢后再打开开关。没有语言的孩子，音量调节要根据孩子的反应而定。如果音量过大，孩子会表现出惊恐不安的样子；音量太小，孩子就会没有反应。有语言的孩子可以用简单的语言表示，回答助听器好不好、有没有声音等问题。

（3）睡前关好助听器的开关，取下耳模及助听器，以免造成不良后果。因耳模较坚硬，易把外耳道压疼、压伤。

（4）在炎热的夏季，孩子不停地活动，容易出汗，汗水会沿电池盒侵蚀零件，应采取恰当措施，如用橡皮套或钩针钩的

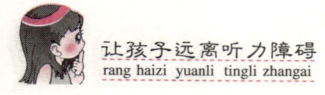

线套，套在助听器上，预防汗水的侵蚀，以延长助听器的寿命。

（5）聋儿初戴助听器往往感觉不舒适，需要一个适应过程，一般在两周左右。这阶段应当注意三点：①开始要把助听器的调节钮开小，然后渐渐增大，以便于适应。②戴助听器的时间从短到长，比如第一天戴1~2个小时，第二天戴2~3个小时。根据聋儿的适应情况，逐渐延长戴助听器的时间，一直到对戴助听器有好感、产生依赖为止。③训练地点要从安静的室内到鸟语花香的自然环境，以培养孩子适应各种声音的能力。

二、聋儿听觉语言训练的相关问题

（1）聋儿的听觉训练应从婴幼儿期开始。母亲将孩子抱在怀中，给他唱歌，或靠近孩子的耳朵说话，让他感觉声音的振动，训练他对各种声音作出反应；一旦孩子能利用自己的残余听力辨认声源，他的听觉就开始发展了，此时应当培养他注意更多的声音，比如听录音机、电视机的声音，听开门声、铃声、盆声、碗声、鼓声、狗叫声，识别每个发音的东西，必要时还可以让他边听边用手触摸发音的物体来感觉发音时的振动。这些都是聋儿语言训练的重要组成部分。

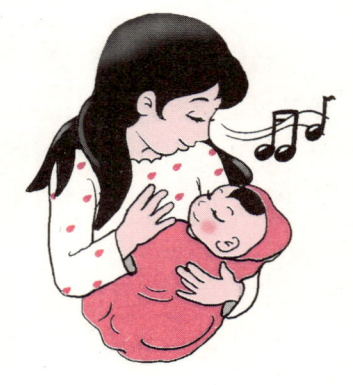

（2）抓住孩子的视线。每当孩子看着你的时候，你就跟他说话，渐渐地，他的目光就会集中在你的脸上，养成注意看你口型的习惯，特别是当他发现看别人说话是件有意义的事情时，他的目光就变得专

注。注视口型，看人说话，是学习语言的重要组成部分。

（3）利用发音感觉声音的振动。当你说啊"a"的时候，把手按在脖子正中，会感到喉部在振动；当你说摸"m"的时候，把手指按在鼻翼两侧，会觉得鼻腔在振动；当你说不"bu"的时候，把手指放在嘴唇前边，可感到有一股气流冲出来。这些触觉信息可以用来帮助聋儿发音，这对重度聋的孩子尤其重要。

（4）语言训练非常关键。首先要让孩子理解语言，才能发展语言能力。先从单词开始，许多单词可以单独作为句子使用，例如吃、跑、跳、走、停……。从孩子理解第一个单词开始，他就获得了语言能力。

（5）在日常生活中，要有意识地让孩子听说话，学说话。另一方面，还要结合实际，教孩子认识事物的名称：吃饭时，指着饭碗教他说"碗"；出去玩时，看见汽车教他说"汽车"，看见花教他说"花"、"红花"、"黄花"、"白花"等等。还应当教孩子说儿歌、讲故事。

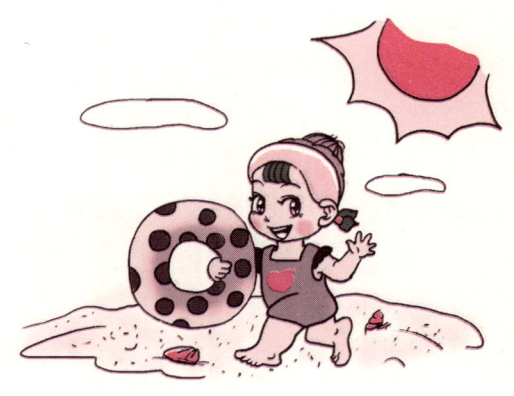

（6）家长应经常带着孩子去有趣的地方玩。城市里的孩子

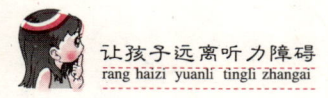

可以去动物园、游乐场所等；乡下的孩子可以去看绿油油的田野，或是去果园，春天有满园盛开的芬芳艳丽的鲜花，秋天有一串串成熟的果实。迷人的景色很能引发孩子们的兴趣。必要时带着孩子做些有趣的游戏。这都是启发孩子说话的积极措施。

随着孩子的成长，语言词汇日趋复杂、丰富，经过持久的训练和培养，你会为孩子的进步感到自豪，你也会说："只要努力，就能取得了不起的进步。"孩子也将为此感到自豪，并因此而更有前途。

唐永跃

湖南省东安县聋哑人协会会长唐永跃，1969年8月25日出生在东安县一个普通干部家庭里，小时候因患病打针不慎，从此陷入无声的世界。他没有被无情的现实所吓倒，18岁高中毕业了，他发誓要自食其力。身无分文的他向父母借了60元钱，摆起了一个经营刻章业务的小摊子，开始了创业生涯。经过多年的努力，他创建了东安县最大的广告公司。成功后，唐永跃并没有忘记回报社会，他的公司安排了20多人就业，其中安排残疾人6人，下岗职工7人，每年上交各项税费6万余元。他连续两届当选为市、县残疾人代表大会代表，2005年10月当选为东安县聋哑人协会会长。县残联将他的先进事迹在东安县电视台、永州市都市频道新闻栏目和省、市残疾人刊物上进行了专题报道，在社会上引起了很大的反响。2007年唐永跃先后被省、市、县残工委授予"自强模范"称号。

第十二章
祖国医学防治聋

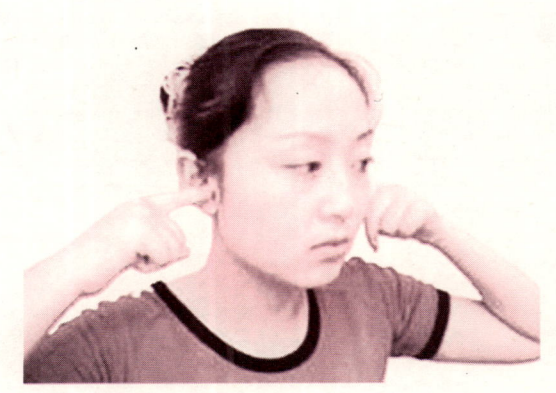

第十二章 祖国医学防治聋

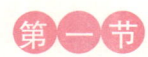

第一节

利用饮食改善孩子的听力

俗话说:"药补不如食补。"改善听力的途径有很多种,饮食调养是其中很重要而又往往被忽视的一项,很多专业的耳鼻喉科医生也未必清楚。下面为大家介绍一些。

一、耳聋的孩子应该吃什么?

(一)多吃含铁丰富的食物

在日常饮食中补铁是预防耳疾的第一要素。缺铁易使人体血液的运氧能力降低,耳部养分供给不足,可使听觉细胞的功能受损,导致听力下降。

常见含铁较多的食物有紫菜、动物肝脏、动物血、菠菜、虾皮、海蜇皮、黑芝麻、黄花菜、黑木耳、苋菜、芫荽、木耳等。

重点推荐:紫菜。紫菜含铁量较多,每百克紫菜含46.8毫克铁,一般每周喝2~3次紫菜汤,就能保证人体所需的铁了。如果汤中再加个鸡蛋更好,因为蛋白质有利于铁的吸收。

(二)多吃含锌食物

根据研究,人体内耳细胞锌的含量大大高于其他细胞,这也提示锌对听力的重要作用。

鱼、牛肉、黑米、牡蛎、鸡蛋等,各种海产品,苹果、橘子、核桃等,黄瓜、西红柿、白菜、萝卜等含锌较多。

(三)常吃有活血作用的食物

这些食物能改善血液循环,增加耳部的血量供给,从而保护内耳,有利于保持耳部小血管的正常微循环,改善听力。

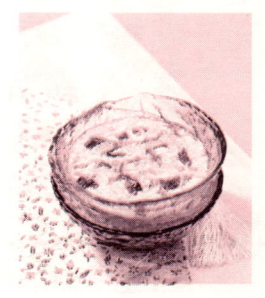

这些食物有新鲜绿叶蔬菜、黑芝麻、核桃、花生等,还有黑木耳、韭菜、红葡萄酒等。

(四)常喝牛奶

牛奶中几乎含所有已知的维生素,以维生素A、D、B_1、B_2、B_6、B_{12}、E和胡萝卜素为主。这些维生素与钙的吸收利用,对改善血液循环和防治耳聋很有帮助。平时不喜欢喝牛奶的人,用大豆替代牛奶,也是不错的选择,比如豆腐和豆浆,它们的蛋白质与维生素含量也很高,而且易于消化吸收。每天两大杯豆浆,或一块手掌大小的豆腐,炒菜时再加点腐竹,就达到要求了。

(五)补充含镁丰富的食物

镁也是改善听力的物质。黑枣、核桃、芝麻、香蕉、海带、紫菜和杂粮(尤其是粗杂粮)等含镁较丰富。

(六)补充胡萝卜素和维生素A

这两种物质对保持耳的正常功能也很重要,胡萝卜、绿叶

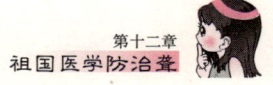

蔬菜、白菜、南瓜等，蛋黄、鱼肝油、动物肝脏等含量丰富。

二、耳聋的孩子不该吃什么？

（一）注意减少油腻饮食

大量摄入脂类食物，会使血脂增高，血液黏稠度增高，影响内耳供血，导致听神经营养缺乏，容易发生耳聋。因此，应少吃肥肉、奶油、蛋黄、鱼子、油炸品等富含脂类的食物。此外，还要注意少吃过甜、过咸、纤维素过少的食物，这些食物可加速耳聋的进展。更要注意少用动物油。

尤其提醒广大家长，目前市面上出售的儿童食品大都是含高脂肪、高热量的，对保护孩子的听力不利，应当尽量少吃。

（二）尽量少吃刺激性食品

很多市场上的食品含有咖啡因等刺激性物质，对人体神经的维护十分不利，进而影响听力，所以应当忌浓茶、咖啡、可可、酒等刺激性食品。

三、有助于改善聋儿听力的药膳

药膳是祖国传统医学的瑰宝，大家可以根据各自的经济情况和口味，动手制作适合自己的药膳。

（1）莲子粥：莲子肉30克，加糯米100克煮粥。

（2）菊花粳米粥：取菊花50克，粳米100克，先将菊花煎汤，再将菊花汤与粳米同煮成粥。

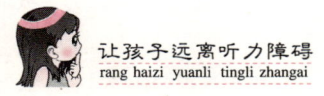

（3）莲肉红枣扁豆粥：取莲子肉 10 克，红枣 10 枚，白扁豆 15 克，粳米 100 克，加水煮粥。

（4）木耳瘦肉汤：取黑木耳 30 克，瘦猪肉 100 克，生姜 3 片，加水适量，文火炖煮 30 分钟。

（5）黑米芝麻粥：黑米 50g，芝麻 30g 捣碎，核桃仁 30g，胡萝卜 50g，桂圆肉 15g，瘦猪肉 50g，蛋黄 10g，共熬成粥，加盐或加糖调味。

（6）白梅粥：粳米 100g，白糖 10g，煮成粥，入白梅花 6g，每天食白梅粥一小碗。

（7）豆腐菠菜汤：菠菜 50g，豆腐 100g，海带 30g，生菜 50g，胡萝卜 50g，排骨汤 150ml，做成汤菜吃。

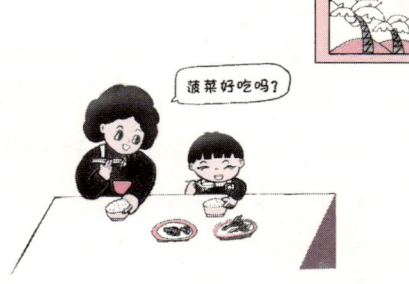

（8）红枣桃仁汤：桃仁 15g 水发后洗净，入红枣 12 枚，煮成汤，加红糖 1 匙，趁热饮用。

（9）玫瑰花饮：玫瑰花瓣 10g，沸水冲泡，加盖 10 分钟后饮用。

（10）人参胡桃饮：人参 3g，胡桃肉 9g，水煎，每日 1 剂。

（11）复聪酒：鲜荔枝核 50g（盐水炒），木香 50g，五味子 20g，共研细末，用白酒 1.5 公斤浸 3～5 日。每日早晚空腹服 2～3 盅。

（12）黑芝麻牛奶：黑芝麻 30 克，鲜牛奶 200 毫升，白糖 10 克。先将黑芝麻洗净晒干，用小火炒熟出香，趁热研成细末。将鲜牛奶倒入锅中，加入黑芝麻细末、白糖，用小火煨煮，将

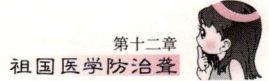

第十二章 祖国医学防治聋

沸腾时停火，倒入杯中即成。早餐时服用。

（13）黑豆浆：黑大豆 50 克。先将黑大豆淘洗干净，加入清水浸泡，待黑豆吸水胀胖后放入榨汁机中，然后将浆汁一起倒入纱布袋中过滤。将豆汁倒入锅中，用中火烧至沸腾，趁热加糖拌匀，即可饮用。早晚 2 次分服。

（14）黑豆烩蛤蜊：蛤蜊肉 500 克，黑大豆 100 克。先将蛤蜊肉、黑豆洗净，炒锅置火上，加植物油投入蛤蜊肉翻炒，烹入调料，加鲜汤，用中火煮沸，放入黑豆，加盖，改用小火焖煮 15 分钟，待蛤蜊肉、黑豆酥烂，放入青蒜末，加精盐、味精拌匀，略炒片刻即成。佐餐当菜，随意服用。

（15）参枣饼：党参、红枣各 200 克，面粉 100 克，鸡蛋 2 只。先将党参洗净晒干，研成极细末，微火炒熟。将红枣洗净，加水煮熟，去核，捣烂成枣泥。将面粉、党参粉放入碗中，拌和均匀，加红枣泥、鸡蛋糜糊及清水适量制成粉团，按常规制成小圆饼，经烘烤至熟。随意食用。

（16）黑木耳瘦肉汤：黑木耳 30 克，瘦猪肉 100 克。瘦猪肉切丁，黑木耳洗净，加生姜 3 片、水适量，文火炖煮 30 分钟。加盐服食。

（17）羊肉粥：瘦羊肉 150～250 克，切成小块，加粳米 250 克同煮食用，或用当归、生姜及羊肉煮汤服食，均可加调味品。

（18）桑椹嚼食方：新鲜桑椹 250 克。4～6 月份采收成熟的桑椹果，洗净，再用咸温开水浸泡 3 分钟后即可食用。早晚 2 次分服，或当点心、水果，随意服食，当日吃完。

（19）淡菜粥：淡菜 50 克，粳米 100 克。先将淡菜洗净浸泡，入沸水锅中，再煮沸，捞出后掰开，去除黑心，清洗后，放入沙锅，加入淘洗干净的粳米，加水适量，大火煮沸，烹入料酒，拌

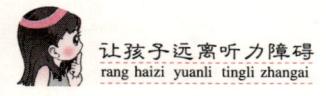

匀，改用小火煨炖至淡菜熟烂、粥黏稠即成。早晚2次分服。

（20）核桃仁汤：取核桃仁6~7枚，煮汤。核桃仁带汤一起食用。

（21）黑豆炖狗肉：狗肉500克，黑豆100克。将狗肉洗净，切成块和黑豆一同加水煮沸后，小火炖至烂熟。加五香粉、盐、糖、姜调味服食。

（22）莲肉红枣扁豆粥：莲肉10克，红枣10枚，白扁豆15克，粳米100克，加水煮粥。每日早晚温热服食。

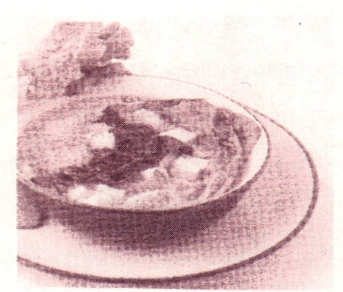

（23）干百合：干百合研末，温水冲服，每服6克，日服2次。

（24）干柿粥：干柿同粳米、豆豉煮。随意食用。

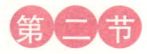

教您耳聋按摩手法

中医学博大精深，在我国已经有几千年的历史，在治疗耳聋上积累了丰富的经验。下面简要介绍一些大家易于掌握的按摩方法。

耳鸣、耳聋（主要指非先天性耳聋）是由多种原因引起的，常合并有头晕、易怒、失眠等症状。中医认为耳鸣、耳聋有虚实之分：肝胆火旺属实，多是突然发病；若久治不愈，持续发作，时好时坏属肝肾亏虚。无论属虚还是属实，通过自我按摩，均可减轻症状。以下方法每日早晚各做1遍。配合中药内服治疗，效果更好。

（1）预备：坐在椅子上，上身挺直，双脚放在地上与肩同宽，双目平视或微闭，均匀呼吸，放松心情，静坐1~2分钟。（图12-2-1）

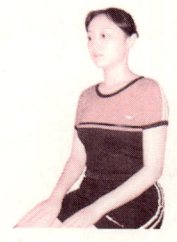

图12-2-1　预备

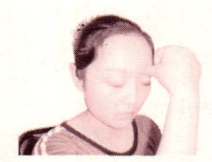

图12-2-2　按揉印堂穴

（2）按揉印堂穴（位于两眉头连线的中点）：右手半握拳，大拇指伸直，将拇指指尖按在印堂穴上，由轻渐重适当用力，由重渐轻揉按0.5~1分钟。功效：疏风清热、开窍宁志。（图12-2-2）

（3）按揉听宫穴（位于面部耳屏前，下颌骨髁状突的后方，张口时呈凹陷处）：双手半握拳，食指伸直，将食指指腹分别放在两侧听宫穴上，适当用力按揉0.5~1分钟。功效：开窍聪耳、通络镇痛。（图12-2-3）

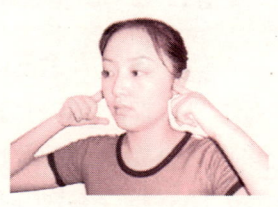

图12-2-3　按揉听宫穴

（4）按揉翳明穴（位于翳风穴后1寸处，翳风穴位于耳垂后，乳突与下颌骨之间的凹陷中）：双手拇指指尖分别放在两侧翳明穴上，其余四指放于头部两侧，适当用力按揉0.5~1分钟。功效：明目聪耳、通络止痛。（图12-2-4）

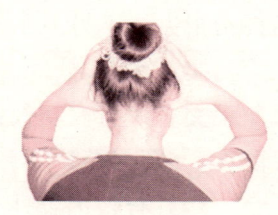

图12-2-4　按揉翳明穴

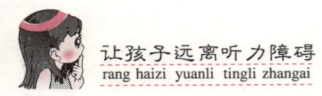

(5) 按揉风池穴（位于颈后枕骨下大筋外侧凹陷中）：双手拇指指尖分别放在两侧风池穴上，其余四指放在头部两侧，适当用力揉按0.5～1分钟。功效：疏风清热、开窍镇痛。（图12-2-5）

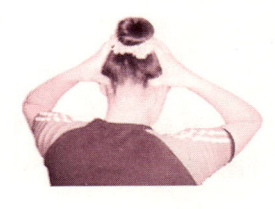

图12-2-5　按揉风池穴

(6) 按揉小海穴（屈肘时，位于尺骨鹰嘴与肱骨内上髁之间凹陷中）：左（右）手拇指指腹放在右（左）肘关节小海穴上，其余指握住手臂，适当用力，按揉0.5～1分钟，双手交替进行。功效：通经活络、聪耳开窍。（图12-2-6）

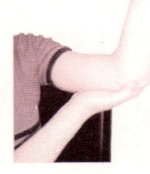 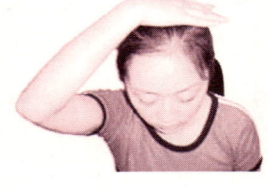

图12-2-6　按揉小海穴　　　　图12-2-7　摩揉百会穴

(7) 摩揉百会穴（位于头顶正中线与两耳尖连线交叉点）：右手掌心放在头顶百会穴上，从轻到重，顺时针、逆时针方向摩揉0.5～1分钟。功效：醒脑安神、镇痛聪耳。（图12-2-7）

(8) 掐合谷穴（位于手背第一、第二掌骨之间，即"虎口"处）：以一手拇指指尖放于另一手的合谷穴，适当用力掐揉0.5～1分钟，以有酸胀感为度，双手交替进行。功效：疏风解表、开窍醒神。（图12-2-8）

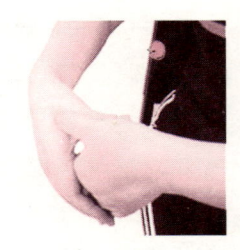

图12-2-8　掐合谷穴

(9) 合按内、外关穴（内关穴位于手腕横纹正中向上2寸，两筋之间，与外关穴相对；外关穴位于掌背横纹上2寸，尺骨与桡骨之间）：一手的中指和拇指置于另一手臂的外关穴和内关穴，两指对合用力按压0.5～1分钟，双手交替进行。功效：安神镇静、活血理气。（图12－2－9）

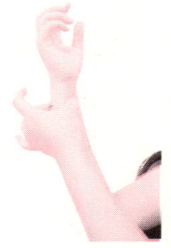
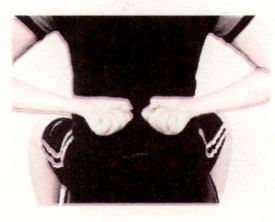

图12－2－9　合按内、外关穴　　　图12－2－10　拳揉肾俞穴

（10）拳揉肾俞穴（位于第二腰椎棘突旁开1.5寸处）：双手握拳，将拳头放在同侧肾俞穴上，适当用力按揉0.5～1分钟。功效：补肾益气、聪耳明目。（图12－2－10）

（11）震耳孔：两手食指插入两耳孔，震动10余次后猛力外拔，反复操作10～20次。功效：疏导经气、聪耳开窍。（图12－2－11）

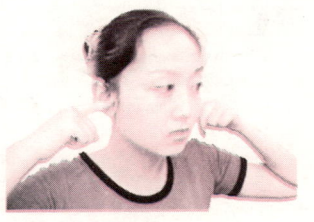

图12－2－11　震耳孔

（12）搓涌泉穴（位于足底前1/3与后2/3的交界，足趾向足心弯曲时呈凹陷处）：左（右）下肢平放在对侧膝上，用右（左）手掌心按于涌泉穴上，反复搓擦0.5～1分钟。功效：醒脑开窍、补肾聪耳。（图12－2－12）

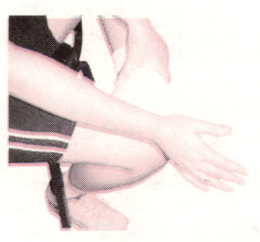

图12－2－12　搓涌泉穴

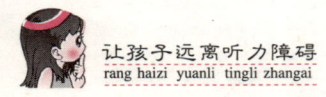

第三节

中医药治疗耳聋耳鸣

一、突发性耳聋及神经性耳聋的治疗方剂及灸法

（一）治疗耳聋药方

（1）药物组成：磁石60g，葛根45~60g，骨碎补30~60g，山药30g，白芍、川芎、大枣各15g，石菖蒲9g，酒大黄15~18g，甘草12g。

（2）功效主治：养肾益阴，通络聪耳。主治突发性耳聋。

（3）制用方法：每日1剂，水煎分3次温服（可随症加减药味）。

（二）补阳还五汤

（1）药物组成：黄芪45g，赤芍、桃仁、红花各12g，当归尾、川芎各15g，地龙10g。

（2）功效主治：益气养血，通络复聪。主治突发性耳聋。

（3）制用方法：上药水煎制成药液200ml，早晚分服，每日1剂。同时静脉滴注10%葡萄糖500ml（加入ATP40mg，辅酶A100U），大量维生素A、维生素E口服，维生素B_1、维生素B_{12}肌注。10天为1疗程。

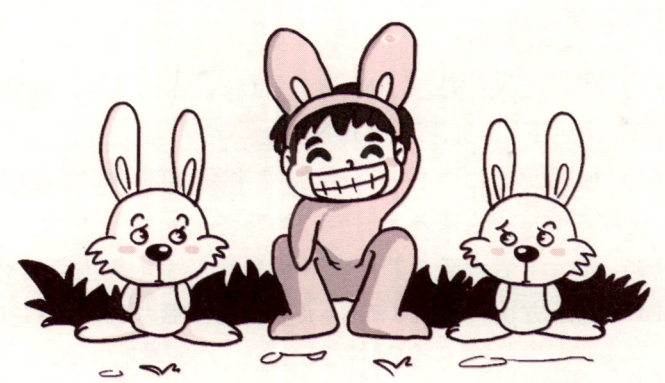

（三）益气补肾汤

（1）药物组成：生黄芪、淮山药、葛根、骨碎补各30g，党参、川芎、赤芍、白芍、黄精各15g，柴胡、蔓荆子、石菖蒲各10g。

（2）功效主治：益气、补肾、活血。主治突发性耳聋。

（3）制用方法：水煎服，每日1剂。10日为1疗程。酌情配合静脉注射复方丹参注射液和能量合剂。

（四）聪耳方

（1）药物组成：熟地、淮山药、山萸肉、黄芪、党参、菟丝子、葛根各10g，茯苓、丹皮、泽泻、远志、石菖蒲、鹿角胶（烊化）、水牛角各6g，川芎、红花各5g，柴胡3g。

（2）功效主治：补肾益气，活络祛痰，养血通窍。主治突发性耳聋。

（3）制用方法：水煎服，每日1剂不拘时饮用。

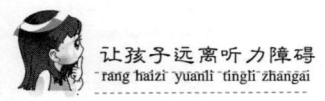

（五）复聪汤

（1）药物组成：丹参20g，川芎15g，赤芍12g，郁金、佛手、菖蒲（后下）、远志、地龙各10g。

（2）加减变化：恶心呕吐者加姜半夏10g；耳鸣者加磁石40g，代赭石20g；眩晕者加天麻、钩藤各15g。

（3）功效主治：活血养血，开郁通窍。主治突发性耳聋。

（4）制用方法：每日1剂，水煎饭后温服。10天为1疗程。

（六）葛根合剂

（1）药物组成：葛根18g，川芎、丹参、女贞子、枸杞子、泽泻各10g，菊花12g，黄精、黄芪各15g。

（2）功效主治：滋养肝肾，通络复脉。主治突发性耳聋。

（3）制用方法：按上述比例将上药制成50%葛根合剂，装瓶备用。每次20~30ml，每日3次。

（七）聪耳汤

（1）药物组成：生白芍、炒当归、丹皮、丹参、白蒺藜、枸杞子各9g，炙远志4.5~6g　石菖蒲3~4.5g　耳聋左慈丸（包煎）12g。

（2）功效主治：调肝和营，益肾通窍。主治各种耳聋。

（3）制用方法：每日1剂，分2次煎服。

（4）注意事项：耳聋左慈丸内之磁石，长期服易碍胃，一般需包煎，此药对震伤致耳聋者不宜；菖蒲性燥，用量不宜过多；服药期间需注意脾胃功能。

(八) 补中益气汤

(1) 药物组成：黄芪 50g，白术、党参各 20g，陈皮、升麻、柴胡、当归、甘草各 10g。

(2) 加减变化：头晕耳鸣兼两胁胀痛者加川楝子、川芎各 10g，郁金、川朴各 15g；面部烘热，头痛，头晕，耳鸣加白芷、蝉衣各 10g，菊花、女贞子各 15g，生地 20g，牛膝、磁石各 30g；耳鸣兼少寐多梦，加酸枣仁、柏子仁各 20g，龙骨 50g，磁石 30g；头晕，耳鸣，恶心，加吴茱萸 6g，半夏 12g，生姜 6 片。

(3) 功效主治：补中益气。神经性耳鸣适用。

(4) 制用方法：将上药加水 500~600ml，文火煎至 300ml。每次温服 150ml，早晚各服 1 次。3 周为 1 疗程，连服 2 个疗程。

(九) 艾末温筒灸法

(1) 药物组成：艾叶末 30g，磁石 15g，煅珍珠 10g，麝香 0.3g。

(2) 功效主治：清热解毒，聪耳祛火。适用于耳聋，耳鸣。

(3) 制用方法：先将磁石烧捣成细末，与药调匀，黄蜡熔后摊纸上，卷筒烧熏患耳，气通后以艾塞耳避风。

(十) 菖蒲当归耳塞

(1) 药物组成：菖蒲、当归、细辛、白芷、附子各 45g。

(2) 功效主治：补血活血，开窍宁神。适用于风聋（神经性耳聋显效）。

(3) 制用方法：诸药以微火煎浓，候凉滤渣，倾瓷盆中，待凝，绵裹枣核大，塞于耳中。

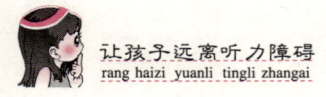

(4)注意事项:塞药时,注意耳道深浅,勿将药丸塞入过深。小儿使用本法时需注意合作,耳内有分泌物时改用他法。

(十一)葛根地黄汤

(1)药物组成:葛根60g,黄精15g,熟地24g,山萸肉12g,磁石30g,丹皮、泽泻、五味子、桃仁、红花、菖蒲、酸枣仁、柏子仁、夜交藤各9g,川芎、赤芍各6g。

(2)功效主治:补肝滋肾,通窍聪耳。主治神经性耳聋。

(3)制用方法:水煎,每日1剂,分早晚2次温服。30剂为1疗程,2疗程无效者停用。

二、急性化脓性中耳炎的治疗方剂

(一)龙胆泄肝汤

(1)药物组成:龙胆草、焦山栀、木通、车前子各10g,淡黄芪、泽泻、生地各12g,当归、柴胡、生甘草各6g。

(2)功效主治:清热泻火,化湿利窍。适用于急性化脓性中耳炎。

(3)制用方法:水煎,每日1剂,分早晚2次温服,5剂为1疗程。

(4)注意事项:服药期间忌烟酒及辛辣燥热之品。

(二)脓耳出脓方

(1)药物组成:黄芪15g,白芷、柴胡各6g,龙胆草4.5g,香附、白芍、地骨皮、当归、黄芪、生地、甘草各10g。

（2）功效主治：清热泻火，散风除湿，托里排脓。主治脓耳出脓（化脓性中耳炎）。

（3）制用方法：水煎，2日1剂，分4次早晚温服，7剂为1疗程。

（三）耳炎灵

（1）药物组成：大黄、黄芪、黄连、黄柏、苦参各20g，冰片面6g，香油500ml，液体石蜡1000ml。

（2）功效主治：清热解毒，泻火排脓。主治脓耳。

（3）制用方法：先将前五味药放入香油锅内浸泡24小时，然后加热炸至药呈黑黄色时，滤净药渣，再加石蜡、冰片面，搅匀过滤，分装于眼药水瓶内备用。用前以棉签拭净耳内脓液，然后滴入1~2滴药液，每日1次。

（四）红升丹药捻

（1）药物组成：红升丹60g　冰片3g　麝香1.5g。

（2）功效主治：清热解毒，消肿去脓。适用于化脓性中耳炎。

（3）制用方法：上药共研细末，装瓶密封。先清除患侧外耳道内的分泌物（最好用吸引器），再以3%双氧水擦净，然后以75%酒精浸湿棉捻（以脱脂棉搓成长2~3cm、直径1mm的棉捻，消毒备用），在药末中蘸匀，放置于外耳道底部（应与鼓膜保持约2mm距离，以防刺激鼓膜产生不适），每1~2日换药1次，2~4次后脓止耳干。

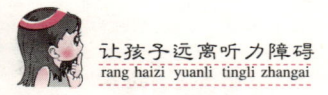

（五）冰片塞耳法

（1）药物组成：冰片适量。

（2）功效主治：清热解毒，消肿去脓。适用于化脓性中耳炎。

（3）制用方法：冰片放瓷碗内，上扣大小相同的瓷碗一个，对好后胶布密封，用武火熏烤约3～5分钟，冷却后开封刮霜。用时先清除耳内的脓汁，再以棉球蘸冰片霜塞入耳内。1日2次，5～7日为1疗程。

（六）麝香酊

（1）药物组成：麝香1g，75%酒精10ml。

（2）功效主治：清热解毒，消肿去脓。适用于化脓性中耳炎。

（3）制用方法：麝香溶于酒精内，贮于瓶中密封7天后备用。用时先将外耳道内的脓液擦净，取麝香酊1～2滴，用滴管滴入耳内，然后用消毒棉球塞于外耳道。

（七）甘白除毒散

（1）药物组成：白矾150g，甘遂1.5g，鸡蛋清2个。

（2）功效主治：活血化瘀，改善中耳微循环。适用于急性中耳炎。

（3）制用方法：先将白矾用砂锅焙4～5分钟，用一个鸡蛋的蛋清和焙过的白矾调和，再焙，然后加第二个鸡蛋的蛋清调和，继续焙，干后研成面，与研成面的甘遂混合均匀备用。用时先将耳内的脓液擦净，再用0.9%生理盐水冲洗。取药面适量,用吹药器将药面吹入患处。每日1次,3日为1疗程(最好由专业人员进行操作)。

(八) 冰矾麝香散

(1) 药物组成:冰片30g,白矾60g,麝香1g。

(2) 功效主治:清热解毒,消肿止痛,渗水利湿,芳香通窍。适用于中耳炎。

(3) 制用方法:冰片研末,白矾放铁勺内加热熔化为液体,冷却后取出白色固体研末,麝香研为细末,三味药研匀后放在一起装入容器备用。治疗时,先用双氧水清洗耳道,后将药末吹入耳内,外用棉花少许塞耳。每日2次,重者4次。

(九) 银花双黄汤

(1) 药物组成:银花、黄连、黄柏、蝉衣、地肤子、薄荷各30g。

(2) 功效主治:疏散风寒,清肝利湿。适用于中耳炎。

(3) 制用方法:上药水煎待凉,用双氧水清洗耳道,用消毒棉球擦干后,用无菌纱布浸中药液塞入患耳内。每日2次,每次20~30分钟。

(十) 苦胆枯矾散

(1) 药物组成:猪苦胆一只,枯矾、冰片各等量。

(2) 功效主治:清热解毒,通窍利湿。适用于中耳炎。

(3) 制用方法:将新鲜无病的猪苦胆1个,装满枯矾,吊在阴凉处。阴干,取出少量枯矾,研成细末,再与同量冰片粉末混合备用(用多少,取出多少)。先用双氧水将耳内的脓性分

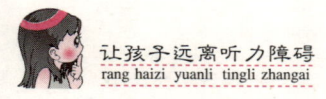

泌物冲洗干净，再用干净纸卷筒装入配好的药粉约 0.5g 吹入耳腔内，每日 1～2 次（由专业人员进行操作）。

（十一）紫草油

（1）药物组成：紫草 30g，芝麻油 40g。

（2）功效主治：凉血活血，解毒透脓。主治急慢性化脓性中耳炎。

（3）制用方法：将紫草原药入油内置火上炸，待油变紫色后滤取油液备用。先用 3% 双氧水清洗耳道，拭干后再滴入紫草油 5～6 滴，每日 2～3 次。

三、慢性化脓性中耳炎的治疗方剂

（一）四黄液

（1）药物组成：黄连 15g，黄柏、黄芪各 9g，黄栀子 6g。

（2）功效主治：清热解毒，燥湿排脓。主治慢性化脓性中耳炎。

（3）制用方法：将上药洗净，加水 300ml，浸泡 24～36 小时，文火煎沸 60 分钟，待冷去渣，过滤 2 次，加入 2% 甲醇防腐备用。清洁患耳，拭净外耳道内的脓痂及分泌物，将头侧转、患耳向上，滴药液 4～5 滴，保持此姿势 10～15 分钟。每日 3～4 次。

（二）清热化浊汤

（1）药物组成：芦根 15g，金银花 12g，石菖蒲 6g，苍耳子、紫苏、黄芪、白芷、生甘草、辛夷各10g。

（2）功效主治：清热化浊，行气通窍。主治慢性中耳炎经常发作。

（3）应用要点：慢性化脓性中耳炎耳内出脓，色白或清或微黄，时轻时重，质黏如涕，无臭。伴鼻塞流涕。平素易于感冒或咳嗽痰多。水煎服，每日1剂。

（三）自拟枯香散

（1）药物组成：枯矾30g，冰片3g，麝香0.9g。

（2）功效主治：燥湿收敛，消肿止痛。适用于慢性化脓性中耳炎。

（3）制用方法：上药混合研成极细末，过120目筛，灭菌装入瓶中密封备用。取喷粉器一具，装入备好的枯香散。用棉棒蘸3%双氧水清洗耳道，再用干燥的棉签拭干，将枯香散0.1g喷入至鼓膜部位，取出喷粉器，再用耳镜观察，以药粉分布均匀为宜。隔日1次，4次为1疗程。

（4）注意事项：此方宜应用于慢性期；急性期严禁使用。喷粉器喷入的枯香散量宜少，以薄薄一层为宜，以防撒入药粉过多造成药物与分泌物胶合，阻碍引流，防止发生不良后果。孕妇禁用。此法较为复杂，应由专业人员进行操作，不能掌握者切勿自行操作。

（四）单味黄柏煎液

（1）功效主治：清热解毒，止血杀虫。适用于慢性化脓性中耳炎。

（2）制用方法：取20%或30%黄柏煎液（滤过冷藏）滴

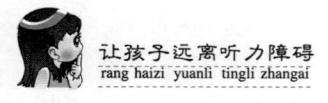

耳。先用3%双氧水清洗耳内脓性分泌物,拭干,然后滴入药液5~10滴,仰卧10分钟。每日3~4次。

（五）单味大蒜汁

（1）功效主治:解毒杀虫。适用于慢性化脓性中耳炎。

（2）制用方法:将大蒜捣烂,用纱布包裹,压出蒜汁,加水配成20%大蒜乳剂。每天滴耳1次。

（3）注意事项:阴虚火旺者,如目疾、口、齿、喉、舌诸患以及时行病后均忌用。

（六）耳底药

（1）药物组成:猪胆汁、冰片、白矾各适量制成散剂。

（2）功效主治:清热解毒,消肿止痛,收湿止痒。适用于脓耳、耳疮、旋耳疮。

（3）制用方法:散剂每瓶重3g。每次以少许涂于患处,或用油调涂于患处。

（4）注意事项:忌食鱼腥之物。

（七）泻肝排脓汤

（1）药物组成:龙胆草6g,夏枯草、熟地各15g,木通、黄柏、知母、路路通各10g,细辛、甘草各3g。

（2）功效主治:泻火解毒,通窍排脓。主治慢性化脓性中耳炎。

（3）制用方法:水煎服,每日1剂,分两次温服。同时配合西药外用:用3%双氧水清洗耳道,4%酒精硼酸甘油滴耳,每日3~4次。

（八）苍耳消毒汤

（1）药物组成：党参、黄芪、生地、熟地、麦门冬、苍耳子、防风、夏枯草、天花粉、黄芩各10g，生甘草5g。

（2）加减变化：脓性分泌物稠厚者加紫花地丁12g，野菊花10g。

（3）功效主治：益气托毒，通窍排脓。主治慢性化脓性中耳炎久治不干者。

（4）制用方法：水煎服，每日1剂，分3次温服。

（九）黄芪建中汤

（1）药物组成：生黄芪20～30g，桂枝、饴糖、连翘各10g，生白芍、丹参各15g，赤芍12g，柴胡、大枣各5g，生姜3片。

（2）加减变化：耳内分泌物量多质稠厚者加龙胆草6g，车前子、双花各15g；脓汁腥臭者加黄柏10g，川黄连6g，败酱草15g；脓汁多而稀薄者重用生黄芪30～50g，加当归、白术各10g，苡仁30g；头痛甚者加川芎、蔓荆子各9g，白芷、佩兰叶各6g；头晕恶心者加防风6g，白蒺藜、竹茹、半夏各10g。

（3）功效主治：益气活血，托毒排脓。主治慢性化脓性中耳炎。

（4）制用方法：上药以水煎取汁300ml，分3次温服，每日1剂。

（十）耳炎宁滴耳液

（1）药物组成：黄连30g，黄柏90g，大黄60g。

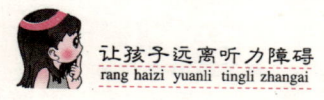

（2）功效主治：清热燥湿，泻火解毒。主治慢性化脓性中耳炎。

（3）制用方法：以上药物按溶液制备工艺制成300ml滴耳液备用。先用3%双氧水冲洗耳内脓性分泌物，拭净后以耳炎宁滴耳，每日3次。

四、渗出性中耳炎的治疗方剂

（一）通气复聪汤

（1）药物组成：柴胡、枳壳、川芎、当归、木香、赤芍、云苓各10g，石菖蒲、桔梗各6g，丹参15g，甘草3g。

（2）加减变化：耳闭较甚者加路路通10g，鲜葱白20g；耳鸣、耳聋者加磁石30g，生、熟地各10g；中耳腔积液者加薏苡仁30g，泽泻10g；鼻塞流涕者加辛夷、白芷各10g；鼓膜内陷粘连者加桃仁、红花各10g。

（3）功效主治：调理气机，活络复聪。主治分泌性中耳炎。

（4）制用方法：上药水煎2次取汁300ml，分3次温服，每日1剂。

（二）单味郁金末

（1）功效主治：行气解郁，凉血祛痰。适用于急性卡他性中耳炎。

（2）制用方法：郁金末以水调成稀混悬液，注入耳内适量，急倾出，再注入，反复多次。

(三) 三仁汤

(1) 药物组成：杏仁、竹叶、半夏各10g，白蔻仁、厚朴、通草各6g，滑石、薏苡仁各20g。

(2) 功效主治：宣畅气机，清利湿浊。主治急性分泌性中耳炎。

(3) 制用方法：水煎服，每日1剂。

(四) 通气银翘散

(1) 药物组成：银花20g，连翘、赤芍各15g，桔梗、柴胡各6g，石菖蒲30g，川芎15～25g，香附、泽泻菊花各10g。

(2) 功效主治：疏风清热，行气活血，利湿通窍。主治急性分泌性中耳炎。

(3) 制用方法：水煎服，每日1剂，分3次温服。

(五) 中西启闭方

(1) 药物组成：荆芥、木通、连翘、苦丁茶、黄芪各9g，蝉衣、桔梗、石菖蒲各6g，鱼腥草15g，甘草3g。

(2) 加减变化：肝经湿热盛者加龙胆草或栀子9g；兼肺燥加沙参、麦冬、玄参各9g；兼鼻塞、涕多加苍耳子、白芷各9g；积液黏稠属瘀浊阻滞者，去荆芥、蝉衣，加桃仁、红花各6g；病程迁延反复不愈系肝肾不足者，去荆芥、蝉衣，加磁石30g，骨碎补、女贞子各15g；因过敏致发者加白蒺藜9g；大便秘结加大黄9g。

(3) 功效主治：祛风邪，清湿热，排积液，通耳窍。主治分泌性中耳炎。

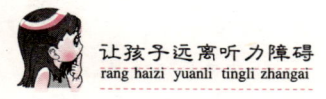

（4）制用方法：水煎服，每日1剂，小儿用量酌减。3天为1疗程，可连用3个疗程。同时配用1%麻黄素滴鼻。鼓膜穿刺抽液1~2次，鼓室内注气后视不同情况注入药物：若为急性期或积液为浆液时，注入泼尼松龙0.3ml；若积液黏稠或呈胶冻状，注入0.5%~1%糜蛋白酶1~2ml。因过敏致发者可服息斯敏，每晚1片；无效时可加用气管炎菌苗皮下注射0.2ml，逐次递增0.1ml，每周2次。

（六）益气聪明汤

（1）药物组成：党参、葛根、白芍、防风、黄柏、黄芪、蔓荆子各10g，升麻、甘草各5g。

（2）功效主治：益气升阳，渗湿劫敏。主治分泌性中耳炎。

（3）制用方法：水煎服，每日1剂，2周为1疗程。必要时配合采用其他综合治疗措施，如耳咽管吹张、鼓膜穿刺抽液等。

（七）调压流气饮

（1）药物组成：木香、柴胡各3g，苏梗（或苏叶）、青皮、乌药各6g，枳壳、大腹皮、菖蒲各10g，蔓荆子15g。

（2）加减变化：耳闭塞者加马兜铃10g。

（3）功效主治：疏肝行气，利水开窍。主治卡他性中耳炎。

（4）制用方法：上药水煎2次，取汁混合约300ml，分3次温服，每日1剂。

（八）荆菖启闭散

（1）药物组成：荆芥、菖蒲、路路通各12g，木香、柴胡、香附各10g，升麻、川芎各6g，甘草3g。

（2）加减变化：风寒加防风、桂枝各10g，风热去升麻、柴胡加薄荷、菊花各10g，鼻塞多涕加苍耳子、辛夷花各10g，耳痛明显加乳香、没药各6g，耳鸣加蝉衣3g，鼓室积液加杏仁、薏苡仁各12g。

（3）功效主治：疏风散邪，行气通窍。主治急性卡他性中耳炎。

（4）制用方法：水煎服，每日1剂。同时配合鼓室按摩，鼻源性感染者用血管收缩剂滴鼻及（或）鼻咽喷雾。

（九）荆蝉草蒲汤

（1）药物组成：荆芥、黄精、桔梗、猪苓、茯苓、丹皮、甘草各10g，鱼腥草、黄芪各15g，石菖蒲9g，蝉衣6g。

（2）加减变化：肝经湿热盛，口苦、咽干、舌红，加龙胆草10g；肺燥咽干，加沙参、麦冬各10g；鼻塞涕多，加苍耳子15g，辛夷10；积液黏稠不易排出，去荆芥、蝉衣、猪苓，加桃仁、红花各10g；胃热炽盛，加大黄10g。

（3）功效主治：疏风清热开窍。主治急性卡他性中耳炎。

（4）制用方法：水煎服，每日1剂，5天为1疗程。最多服用15剂。配合用3%双氧水清洗耳道。

（十）耳炎灵口服液

（1）药物组成：桑白皮、防风、辛夷、白芷、黄芪、车前草、鱼腥草、丹皮各等量。

（2）功效主治：祛风邪，清肺热，利水湿，通鼻窍。主治渗出性中耳炎。

（3）制用方法：以上药按等比例依口服液制备工艺制成每

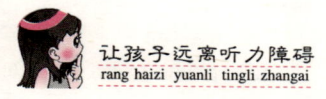

支 10ml 的口服液（含生药 10g）。成人每次 2 支，儿童用量减半，每日 3 次。治疗期间停用一切可能影响疗效的药物，并酌情给以复方麻黄素滴鼻或 2% 酚甘油滴耳，7 天为 1 疗程。

五、耳聋耳鸣的外治方法

柴胡药枕

（1）药物组成：柴胡、龙胆草、黄芪、青皮、胆星、芦荟、黄连、青黛、大黄、木通、菖蒲、皂角、细辛各 50g，全蝎 6 只。

（2）功效主治：清热泻火，消炎止痛。适用于耳聋耳鸣。

（3）制用方法：诸药共研碎，用布袋装匀做枕，间日翻动布袋 1 次。10～15 日换药粉 1 次，病愈卸下药枕。

（4）注意事项：请在医师的指导下用药。

主要参考书目

黄选兆，汪吉宝．实用耳鼻咽喉科学．人民卫生出版社，2001－11（1）

沈晓明．新生儿听力筛查．人民卫生出版社，2004－4（1）

刘铤．内耳病。人民卫生出版社，2006－7（1）

陈晓巍．人工耳蜗植入．人民卫生出版社，2003－5（1）

刁刃，裴宏恩．耳聋耳鸣与治疗．人民军医出版社，2004年6月第1版

张文康，佘靖．健康教育丛书71．中国中医药出版社，2002年7月第2版

彭玉成．助听器选配知识280问．人民军医出版社，2003年5月第1版

朱纪如．美尼尔氏病．湖南科学技术出版社，1984年12月第1版

张清丽．言语语言障碍的评测与治疗．河北科学技术出版社，1991（1）

汤小泉．聋儿家庭康复教材．华夏出版社，2004，（4）

吴海生．实用语言治疗学．人民军医出版社，1995，（1）

图书在版编目(CIP)数据

让孩子远离听力障碍/汪贺嫒主编.
—北京:华夏出版社,2009.11(2015年重印)
(残疾预防与康复)
ISBN 978–7–5080–5423–0

Ⅰ.让… Ⅱ.汪… Ⅲ.小儿疾病:听力障碍–防治–普及读物
Ⅳ.R764.43–49

中国版本图书馆 CIP 数据核字(2009)第 178569 号

华 夏 出 版 社 出 版 发 行
(北京东直门外香河园北里4号 邮编:100028)
新 华 书 店 经 销
北京京科印刷有限公司印刷
三河市万龙印装有限公司装订
880×1230 1/32开本 8.75印张 197千字
2009年11月北京第1版 2015年2月北京第3次印刷
定价:23.20元
本版图书凡印刷装订错误可及时向我社发行部调换